常见病
中医调治问答丛书

冠心病

中医调治问答

总主编 尹国有 主编 李 广

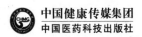

U0297306

中国健康传媒集团
中国医药科技出版社

内 容 提 要

本书是一本中医调治冠心病的科普书，以作者诊治冠心病经验及患者咨询问题为基础，以冠心病的中医治疗调养知识为重点，采用患者针对自己的病情提问题，医生予以解答的形式，系统地介绍了冠心病的防治知识，认真细致地解答了广大冠心病患者可能遇到的各种问题。本书文字通俗易懂，内容科学实用，可作为冠心病患者家庭治疗和自我调养康复的常备用书，也可供基层医务人员和广大读者阅读参考。

图书在版编目（CIP）数据

冠心病中医调治问答 / 李广主编 . — 北京：中国医药科技出版社，2022.1

（常见病中医调治问答丛书）

ISBN 978-7-5214-1967-2

Ⅰ．①冠… Ⅱ．①李… Ⅲ．①冠心病—中医治疗法—问题解答 Ⅳ．① R259.414-44

中国版本图书馆 CIP 数据核字（2020）第 155947 号

美术编辑 陈君杞

版式设计 也 在

出版 **中国健康传媒集团** | 中国医药科技出版社

地址 北京市海淀区文慧园北路甲 22 号

邮编 100082

电话 发行：010-62227427 邮购：010-62236938

网址 www.cmstp.com

规格 880×1230mm $^1/_{32}$

印张 9

字数 216 千字

版次 2022 年 1 月第 1 版

印次 2022 年 1 月第 1 次印刷

印刷 三河市万龙印装有限公司

经销 全国各地新华书店

书号 ISBN 978-7-5214-1967-2

定价 35.00 元

获取新书信息、投稿、为图书纠错，请扫码联系我们。

丛书编委会

总主编 尹国有

编　委（按姓氏笔画排序）

王治英　王振宇　朱　磊　李　广

李合国　李洪斌　张占生　张芳芳

陈丽霞　陈玲曾　孟　毅　饶　洪

徐　颖　蒋时红　蔡小平　魏景梅

本书编委会

主 编　李 广

编 委　（按姓氏笔画排序）

　　　　朱 磊 孟 毅 饶 洪 徐心阔

　　　　韩振宏

前　言

　　人生最宝贵的是生命和健康，健康与疾病是全社会都非常关注的问题，健康是人们永恒的追求。返璞归真、回归大自然已成为当今的时尚，中医注重疾病的整体调治、非药物治疗和日常保健，有丰富多样的治疗调养手段，采用中医方法治疗调养疾病，以其独特的方式、显著的疗效和较少的不良反应，深受广大患者的青睐。为了普及医学知识，增强人们的自我保健意识，满足广大读者运用中医方法治疗调养常见病的需求，指导建立健康、文明、科学的生活方式，我们组织有关专家、教授，编写了《常见病中医调治问答丛书》。《冠心病中医调治问答》是丛书分册之一。

　　提起冠心病，大多数人都听说过，可是没有多少人把冠心病和自己联系起来，因为人们常常是在不知不觉中被冠心病纠缠上的。冠心病即冠状动脉粥样硬化性心脏病，也叫缺血性心脏病，是严重危害人们健康和生活质量的常见病、多发病，随着社会经济的快速发展，不良生活方式的持续影响，老龄化社会的加速形成，冠心病的发病率和死亡率均呈逐年上升之趋势。什么是冠心病？冠心病的发病原因有哪些？中医是怎样认识冠心病的？怎样治疗冠心病？冠心病患者还能长寿吗？……人们对冠心病的疑问实在太多了。

　　本书以作者诊治冠心病患者经验，以及冠心病患者咨询问题为基础，以冠心病的中医治疗调养知识为重点，采用患者根据自己的病情提问题，医生予以解答的形式，系统地介绍了冠心病的防治知识，认真细致地解答了广大冠心病患者可能遇到的各种问题。书中从正确认识冠心病开始，首先简要介绍了冠心病的概念、分类、危险因素、临床表现，以及冠心病的诊断与预防等有关冠心病的基础知识，之后详细阐述了中医辨证治疗、验方治疗、中成药治疗，以及针灸、敷贴、按摩、饮食调养、运动锻炼、起居调摄等中医治疗调养冠心病的各种方法。

书中文字通俗易懂，内容科学实用，所选用的治疗和调养方法叙述详尽，可作为冠心病患者家庭治疗和自我调养康复的常备用书，也可供基层医务人员和广大群众阅读参考。需要说明的是，冠心病是一种难以根除的慢性病，医生与患者共同参与、互相配合，采取综合性的治疗调养措施，是提高冠心病治疗效果的可靠手段。由于疾病是复杂多样、千变万化的，加之冠心病患者个体差异和病情轻重不一，在应用本书介绍的治疗和调养方法治疗调养冠心病时，一定要先咨询一下医生，切不可自作主张、生搬硬套地"对号入座"，以免引发不良事件。

在本书的编写过程中，参考了许多公开发表的著作，在此一并向有关作者表示衷心感谢。由于水平所限，书中不当之处在所难免，欢迎广大读者批评指正。

编　者

2021 年 9 月

目　录

第一章
正确认识冠心病

01 什么是冠心病? ·· 2

02 冠心病有哪些类型? ······································· 4

03 哪些人容易患冠心病? ··································· 5

04 饮酒与冠心病有什么关系? ··························· 7

05 吸烟与冠心病有什么关系? ··························· 9

06 情绪与冠心病有什么关系? ··························· 10

07 糖尿病与冠心病有什么关系? ······················ 12

08 高血压与冠心病有什么关系? ······················ 13

09 为什么肥胖者容易患冠心病? ······················ 14

10 血脂增高与冠心病有什么关系? ··················· 16

11 冠心病会遗传吗? ··· 17

12 运动多的人患冠心病的危险会降低吗? ········· 19

13 饮食合理的人患冠心病的危险会小一些吗? ··· 21

14 哪些引发冠心病的危险因素是可以控制的? ··· 23

15 得了冠心病可能会有些什么表现? ················ 24

16 什么是隐匿型冠心病? …………………………… 26

17 什么是心绞痛? 心绞痛是如何分类的? ………… 27

18 诱发心绞痛的原因有哪些? …………………… 29

19 为什么心绞痛常在劳累时发作? ……………… 31

20 什么是急性心肌梗死? ………………………… 32

21 急性心肌梗死发病的常见诱因有哪些? ……… 34

22 怎样才能早期发现冠心病? …………………… 35

23 医生诊断冠心病需要做哪些检查? …………… 37

24 常规心电图检查能确诊冠心病吗? …………… 39

25 心电图有缺血性改变就一定是冠心病吗? …… 41

26 什么是动态心电图? …………………………… 42

27 心电图运动负荷试验是怎么回事? …………… 44

28 心电图正常就不是冠心病了吗? ……………… 45

29 什么是冠状动脉 CT 检查? …………………… 47

30 什么是冠状动脉造影? 有什么临床意义? …… 49

31 为什么得了冠心病别不在乎? ………………… 50

32 冠心病的治疗原则和方法有哪些? …………… 51

33 如何正确选择冠心病的治疗方案? …………… 53

34 一旦发生心绞痛怎么办? ……………………… 55

35 发生急性心肌梗死怎么办? …………………… 57

36 药物治疗冠心病的目的是什么? 治疗冠心病的药物

　　主要有哪几类? ……………………………… 59

37 冠心病患者家中应常备哪些急救药品? ……… 60

38 硝酸甘油有什么作用? ………………………… 62

39 如何正确使用急救药硝酸甘油? ……………… 63

40 为什么说阿司匹林是治疗冠心病的"基石"？ ………… 65

41 急性心肌梗死早期溶栓有什么益处？ ………… 66

42 冠心病患者有必要服用降脂药物吗？ ………… 68

43 为什么他汀类药物是首先要选用的降脂药物？ ………… 69

44 血管狭窄到什么时候需要放支架？ ………… 70

45 冠心病患者植入支架后就可以万事大吉了吗？ ………… 72

46 置入支架与搭桥相比哪个治疗效果更好？ ………… 74

47 冠心病防治中的误区有哪些？ ………… 75

48 什么是冠心病的三级预防？ ………… 77

49 什么是冠心病防治的六条防线？ ………… 78

50 为什么中年是预防冠心病的关键时期？ ………… 80

第二章
中医治疗冠心病

01 中医"四诊"指的是什么？什么是四诊合参？ ………… 84

02 什么是整体观念？什么是辨证论治？ ………… 85

03 中医是怎样认识冠心病的？ ………… 87

04 中医是如何认识冠心病的病因病机的？ ………… 89

05 中医治疗冠心病的优势在哪里？有何不足？ ………… 91

06 治疗冠心病常用的单味中药有哪些？ ………… 93

07 治疗冠心病的著名方剂有哪些？ ………… 99

08 冠心病的中医辨证要点有哪些？ ………… 103

09 中医通常将冠心病分为几种证型？ ………… 105

10 寒凝心脉是什么意思？ ………… 106

11 心血瘀阻是什么意思? ……………………………108

12 中医辨证治疗冠心病的思维模式是怎样的? …………110

13 如何避免辨证治疗冠心病出现失误? …………113

14 如何根据冠心病的病情选方用药? …………115

15 冠心病患者放支架后仍然感到胸闷气短可以
　用中药调理吗? ……………………………117

16 如何选用验方治疗冠心病? …………………119

17 治疗冠心病常用的验方有哪些? …………………120

18 如何正确煎煮中药汤剂? ……………………123

19 治疗冠心病为什么要谨慎合理地使用中草药? …………127

20 如何选择治疗冠心病的中成药? …………………129

21 治疗冠心病常用的注射用中药针剂有哪些? …………131

22 治疗冠心病常用的口服类中成药有哪些? …………134

23 治疗冠心病患者高脂血症常用的中成药有哪些? …………137

24 治疗冠心病患者糖尿病常用的中成药有哪些? …………139

25 治疗冠心病患者高血压病常用的中成药有哪些? …………142

26 冠心宁注射液是一种什么药? …………………145

27 冠心苏合香丸是一种什么药? …………………146

28 麝香保心丸是一种什么药? …………………147

29 速效救心丸是一种什么药? …………………149

30 怎样用复方丹参滴丸治疗冠心病? …………………150

31 怎样根据辨证分型选用治疗冠心病的中成药? …………152

32 针灸调治冠心病有何作用? …………………154

33 调治冠心病常用的针刺处方有哪些? …………………155

34 应用针刺疗法调治冠心病应注意些什么? …………158

35 调治冠心病可选用哪些艾灸处方？ ·················159

36 应用艾灸疗法调治冠心病应注意些什么？ ·········162

37 药物敷贴法调治冠心病有何作用？ ···············163

38 常用的调治冠心病的药物敷贴处方有哪些？ ·······165

39 应用药物敷贴法调治冠心病应注意些什么？ ·······168

40 按摩疗法能调治冠心病吗？ ·····················169

41 怎样用单穴按摩法缓解心绞痛？ ·················171

42 怎样用六步按摩法调治冠心病？ ·················173

43 怎样用辨证分型按摩法调治冠心病？ ·············175

44 怎样用自我按摩法调治冠心病？ ·················178

45 应用按摩疗法调治冠心病应注意些什么？ ·········180

第三章
自我调养冠心病

01 为什么说最好的医生是你自己？ ·················184

02 冠心病患者还能长寿吗？ ·······················186

03 冠心病患者为什么要重视饮食调养？ ·············188

04 冠心病患者的饮食调养原则是什么？ ·············189

05 怎样做才是合理膳食？ ·························191

06 冠心病患者饮食调养的"一个平衡、五个原则"

是什么？ ·····································193

07 冠心病患者为何不可缺少饮水？ ·················194

08 冠心病患者为何不能吃得太饱？ ·················196

09 冠心病患者能喝牛奶吗？ ·······················198

10 高脂血症合并冠心病的患者可以多吃瘦肉吗？ ……200

11 冠心病患者为什么宜多食富含膳食纤维的食物？ ……202

12 为什么高脂血症合并冠心病的患者宜适当多吃海鱼？ ……204

13 冠心病患者如何限盐？ ……206

14 冠心病患者怎样做到低脂饮食？ ……207

15 冠心病患者能否选用保健补品？ ……209

16 适宜于冠心病患者服食的汤羹有哪些？ ……211

17 适宜于冠心病患者服食的粥类有哪些？ ……215

18 适宜于冠心病患者服食的菜肴有哪些？ ……218

19 适宜于冠心病患者饮用的药茶有哪些？ ……221

20 适当运动有助于冠心病患者康复吗？ ……224

21 冠心病患者适合做哪些运动？ ……226

22 冠心病患者在进行运动锻炼时应注意什么？ ……228

23 冠心病患者如何正确掌握运动量？ ……230

24 冠心病患者如何散步？ ……232

25 冠心病患者如何慢跑？ ……234

26 冠心病患者如何做健心操？ ……236

27 冠心病患者如何练习防止老化体操？ ……238

28 冠心病患者如何做冠心病防治操？ ……240

29 冠心病患者游泳锻炼应注意什么？ ……242

30 冠心病患者练习太极拳应注意些什么？ ……243

31 冠心病患者如何注意心理保健？ ……246

32 哪些方法可以缓解冠心病患者的心理压力？ ……248

33 怎样用赏花疗法调养冠心病？ ……250

34 冠心病患者日常生活中应注意什么？ ……252

35 冠心病患者便秘要紧吗？ ·················254

36 冠心病患者为何应节制性生活？ ·················256

37 冠心病患者为什么不宜大笑？ ·················258

38 冠心病患者看电视时应注意什么？ ·················259

39 冠心病患者参加应酬应该注意什么？ ·················261

40 冠心病患者外出旅游应注意什么？ ·················262

41 寒冷对冠心病的影响有多大？ ·················264

42 心肌梗死患者如何在家进行调养康复？ ·················265

43 如何预防再次心肌梗死？ ·················267

44 冠心病患者怎样才能平安度过冬天？ ·················269

45 冠心病患者怎样才能平安度过夏天？ ·················270

第一章
正确认识冠心病

　　什么是冠心病？怎样预防冠心病？由于缺少医学知识，人们对冠心病的疑问实在太多了，然而在看病时，由于时间所限，医生与患者的沟通往往并不充分，患者常常是该说的话没有说，该问的问题没有问，医生也有很多来不及解释的问题。本章讲解了什么是冠心病、怎样预防冠心病等基础知识，相信对正确认识冠心病有所帮助。

01 什么是冠心病？

咨询： 我今年49岁，平时饮酒较多，体型偏胖，近段时间总感觉胸部憋闷不舒服，生气或劳累时更加明显，昨天到药店买药，药师说我可能是患了冠心病，让我到医院进一步检查确诊，我知道很多人患有冠心病，请您告诉我什么是冠心病？

解答： 药师让您进一步检查确诊很有必要，像您这样饮酒较多、体型偏于肥胖的人，不仅要考虑冠心病的存在，还应看是否患有高血压、糖尿病、高脂血症等疾病，注意检查血压、心电图以及检测血脂、血糖等。

提起冠心病，大多数人都听说过，可是没有多少人把冠心病和自己联系起来，因为人们常常是在不知不觉中被冠心病纠缠上的。冠心病是冠状动脉粥样硬化性心脏病的简称，是指冠状动脉粥样硬化使血管腔狭窄或阻塞，或（和）因冠状动脉功能性改变（痉挛）导致心肌缺血缺氧或坏死而引起的心脏病，也称为缺血性心脏病。

人体内的血管分为动脉、静脉和毛细血管，血液从心脏经过动脉输送到毛细血管，从毛细血管经静脉返回心脏，毛细血管是连接小动脉和小静脉的微血管。在动脉血管中，专门负责给心脏供应血液的动脉血管叫"冠状动脉"，冠状动脉就像一顶网状帽子一样网在心脏表面。

正常的动脉血管壁柔软、光滑、坚韧而富有弹性，血液在其中流动很通畅，但是不良的生活方式等原因可以造成血液中的胆固醇等一些有害物质慢慢堆积在血管壁，逐渐扩大融合成片，并向血管腔内凸出，形成斑块，这些斑块使血管壁变厚、变脆、僵硬、毛糙，弹性降低，血管变得狭窄或被堵塞。因为堆积在血管内壁的斑块形态像黄色的酱粥一样，所以医学上将血管的这种变化称为"动脉粥样硬化"。如果是冠状动脉发生了粥样硬化，就叫"冠状动脉粥样硬化"。

发生动脉粥样硬化后，由于血管变得狭窄或堵塞、弹性差，血液在动脉血管里的流动就受到影响，同时堆积在血管壁上的动脉粥样硬化斑块会发生破裂、破损或出现裂纹，血液在这一部分凝固形成血凝块，就称为血栓形成，血栓也经常会造成血管堵塞，使血液流动受到阻碍。如果冠状动脉发生粥样硬化，冠状动脉变得狭窄，甚至发生斑块破裂，形成血栓，冠状动脉内的血液流动就会受到阻碍，甚至完全中断。同时发生动脉粥样硬化的冠状动脉血管壁还会发生病态的收缩（痉挛），也使管腔变窄，血液被阻塞。以上这两个原因都会造成心脏的肌肉（心肌）得不到正常的血液供应，心肌缺血甚至坏死，心脏不能正常工作，并引起胸闷胸痛等一系列症状，这就是冠状动脉粥样硬化性心脏病。

02 冠心病有哪些类型？

咨询： 我是冠心病患者，希望能多了解一些有关冠心病的知识，以前我只知道冠心病这个病名，患病后得知冠心病有多种类型，比如我现在是无症状性心肌缺血，我的邻居张阿姨有冠心病心绞痛，还听说有冠心病心肌梗死等，请您给我介绍一下冠心病有哪些类型？

解答： 确实像您说的那样，冠心病有多种类型。根据冠心病发病机制和临床表现的不同，通常将其分为无症状性心肌缺血、心绞痛、心肌梗死、缺血性心肌病、猝死 5 种类型。

无症状性心肌缺血也称隐性冠心病、隐匿性冠心病，此类患者冠状动脉粥样硬化的程度较轻，心肌缺血病变的广度较小，患者无任何不适之症状，但静息、动态时或负荷试验心电图显示有 ST 段压低, T 波减低、变平或倒置等心肌缺血的客观证据，或有心肌灌注不足的核素心肌显像表现。

心绞痛是由于心肌供氧和需求失衡所致，有发作性胸骨后疼痛等症状，多在 3~5 分钟内消失，为一过性心肌供血不足引起。

心肌梗死患者的症状严重，临床上可出现持续时间长于 15~30 分钟的性质剧烈的胸部压榨样疼痛，有时放射到肩部或上腹部，是由于冠状动脉闭塞致使心肌急性缺血坏死所致。心肌梗死者病情危重，应及时救治。

缺血性心肌病是由于长期心肌缺血或坏死导致心肌纤维化而引起，主要表现为心脏增大、心力衰竭和心律失常。

猝死是指因原发性心脏骤停而猝然死亡，多为缺血心肌局部发生电生理紊乱，引起严重的室性心律失常所致。猝死型冠心病以隆冬为好发季节，患者年龄多不太大，在家、工作或公共场所中突然发病，心脏骤停而迅速死亡，半数患者生前无症状。

除上述类型外，近年来有人提出了"急性冠状动脉综合征"的概念，包括了不稳定型心绞痛、非 ST 段抬高心肌梗死及 ST 段抬高心肌梗死。

03 哪些人容易患冠心病？

咨询：我今年 37 岁，我知道体型肥胖者、高脂血症患者、吸烟者、年龄偏大者都容易患冠心病，而我既不肥胖，血脂也不高，而且不吸烟、年龄也不大，不久前也被查出患有冠心病，这使我很是迷惘，我想知道到底<u>哪些人容易患冠心病</u>？

解答：容易患冠心病的人在医学上叫冠心病的高危人群，除您所说的体型肥胖者、高脂血症患者、吸烟者、年龄偏大者外，通常认为有遗传因素者、高血压患者、糖尿病患者、缺乏运动者、脑力劳动者以及饮食失调者也都容易罹患冠心病，此乃冠心病的高危人群。

体型肥胖者：肥胖是冠心病的危险因素之一，在冠心病患者中，肥胖者的人数占比很多。

高脂血症者：高脂血症是冠心病的主要危险因素，高脂血症容易在动脉中形成粥样斑块，促使动脉粥样硬化并涉及冠状动脉，从而促发冠心病。

吸烟饮酒者：吸烟者冠心病的患病率较高，吸烟数量越多，时间越长，发病机会越多。长期大量饮酒容易引起脂质代谢紊乱，也是促发冠心病的重要因素，饮酒者比不饮酒者易于患冠心病。

年龄偏大者：冠心病的发病随年龄的增长而增高，程度也随年龄的增长而加重。

有遗传因素者：冠心病的遗传因素是明确的，如果家庭一级亲属（父母或兄弟姐妹）中有人患冠心病，那么他（她）患冠心病的危险性就增加，亲属患病的年纪越轻，他（她）患冠心病的危险性就越大。

高血压患者：在冠心病患者中，60%~70%患有高血压，而高血压患者患冠心病的危险相对较高。

糖尿病患者：糖尿病患者比无糖尿病者的冠心病发病率高。

缺乏运动者：运动锻炼能预防肥胖、高血压、高脂血症等，长期坚持适量运动也是预防冠心病的好办法，缺乏运动大大增加冠心病发病的危险性。

脑力劳动者：从事脑力劳动者大脑长期处于紧张状态，加之缺少锻炼，体力活动减少，较体力劳动者明显易患冠心病。

饮食失调者：饮食失调者，比如长期高脂肪、高胆固醇、高盐饮食，而膳食中缺少蔬菜水果，也容易患冠心病。

04 饮酒与冠心病有什么关系?

咨询: 我今年42岁,平时喜欢饮酒,1周前因胸闷、心慌到医院就诊,经检查心电图、血脂等,确诊为高脂血症、冠心病,医生说我的冠心病与饮酒有很大关系,不过他讲得太简单了,我想进一步了解一下,请您告诉我**饮酒与冠心病有什么关系?**

解答: 这里首先告诉您,饮酒不仅是促发冠心病的危险因素,对冠心病患者来说,饮酒容易使病情加重,进而诱发心绞痛和心肌梗死等。

酒文化在我国源远流长,酒是亲朋相聚、节日喜庆常用的饮品。人们宴请宾客好友之时,多是美酒飘香之际,推杯换盏,其乐融融,大有不醉不休之势,殊不知,嗜物均应有"度",适之则有宜,过之则有害,饮酒亦然,少饮之有益,多饮则遗患无穷。

酒的品种很多,有果酒、啤酒、黄酒、白酒、红酒等。对一个健康人来说,少量、间断饮用一些低度的优质酒,能提神、助消化、暖胃肠、御风寒、活血通络,对人的健康是有益的。但是饮酒无度或经常饮用含酒精浓度高的烈性酒,对人体有百害而无一利,长期大量饮酒会直接造成心血管的损害,加剧动脉粥样硬化的程度,还可引起晚期冠心病患者发生心力衰竭等。

近年来的研究证明,少量饮酒尤其是饮用红酒,可以减轻疲乏，增加愉快的感觉，调节血脂，抑制血小板的聚集，并增强纤维蛋白的溶解，从而阻止血液在冠状动脉内凝固，起"活血化瘀"的作用，使患冠心病的危险性下降。然而，长期大量饮酒特别是酗酒者，会加强一些与冠心病发生有关的危险因素的作用，例如大量饮酒可因热量过剩而导致肥胖，中度以上饮酒可使高血压发病的危险显著升高。大量饮酒可影响血脂代谢，引起血脂升高，增加心脏负担，直接损害心肌，造成心肌能量代谢障碍，不仅是促发冠心病的危险因素，也易诱发心绞痛和心肌梗死等。

国外流行病学资料显示，饮酒与冠心病的关系呈"U"或"J"型曲线，小量至中等量饮酒者，冠心病的发病率和死亡率可以有所下降，那些不饮酒或偶饮酒者冠心病的死亡率相对会高一些，那些过度饮酒者冠心病的发病率和死亡率最高，而当重度饮酒时，其心肌梗死的发病率明显增加，如果患者同时合并有吸烟史的话则发病率更高。饮酒对人体健康就像一把双刃剑，所以饮酒一定要适量，以少饮红酒为佳。为了预防冠心病等的发生，应避免过度饮酒，对身体素有冠心病者，尤需特别注意，为了健康，应谢绝饮酒。

05 吸烟与冠心病有什么关系？

咨询： 我今年 48 岁，有近 30 年的烟龄，每天吸烟 20 支左右，近半年来时常感觉胸部闷痛，每于劳累或情绪激动时发作或加重，2 周前到医院就诊，经检查确诊为冠心病，医生说冠心病的发病与吸烟有关，让我戒烟，请您给我讲一讲吸烟与冠心病有什么关系？

解答： 医生让您戒烟是十分必要的。当我们拿起香烟时，会发现在烟盒上都印有"吸烟危害健康"的警告，吸烟的危害性是显而易见的，吸烟也是引发冠心病的危险因素。

有研究表明，烟草中含有多种与冠心病发生有关的化学物质，大量吸烟者中患冠心病的人的比例比不吸烟者高出许多，发生心绞痛的比例也较高。此外，吸烟者的冠心病死亡率也较高，吸烟的年头越长，每天所吸的支数越多，冠心病的死亡率越高。

主动吸烟容易引发冠心病，被动吸烟者，特别是妇女、儿童，血液中的有害物质浓度也明显升高。患冠心病的女性和年轻人越来越多与被动吸烟是有关系的。长期被动吸烟者比在无烟环境下生活者因冠心病死亡的危险性高出 3 倍。有研究表明，戒烟可使冠心病发病危险性降低，并可减少病死率。

吸烟对血脂代谢产生的不良影响，可促进冠状动脉粥样硬化及血栓形成，大大增加了冠心病和心肌梗死的发生率。其机制主要有以下方面：其一，通过降低高密度脂蛋白，损害血管内皮和增加血栓素 A_2 生成和减少前列腺素的产生使之失去平衡而增加血小板的黏附和聚集，引起和加速动脉硬化。其二，通过直接兴奋冠状血管的肾上腺素能受体，促进儿茶酚胺的释放，引起血管痉挛而减少心肌供血。其三，高浓度的一氧化碳可诱发心律失常和心室颤动，直接抑制心肌的收缩以及引起心肌细胞的变性坏死。其四，冠心病患者吸烟后由于缺氧效应，加上尼古丁使心肌耗氧量增加等因素，可促使心肌缺血，诱发心绞痛、心肌梗死等。

06 情绪与冠心病有什么关系？

咨询： 我今年48岁，两月前查出患有冠心病，我知道劳累与冠心病的关系密切，每当劳累时我常感到胸闷、胸痛，今天并没有劳累，仅仅是生气了，却也突然出现了心前区闷痛不舒服，医生说是情绪不佳诱发的心绞痛，麻烦您告诉我情绪与冠心病有什么关系？

解答： 情绪与冠心病的发病确实有着密切的关系，不良情绪不仅容易导致冠心病的发生，也是诱发心绞痛和急性心肌梗死的主要原因。我们时常可以听到"某某因情绪激动心绞痛又发作了""某某因生气突发急性心肌梗死抢救无效病故了"，就是这个道理。

初看起来，情绪似乎和冠心病没有什么关系，然而不要忘记人体是一个由神经内分泌系统联系起来的复杂而精密的网络体系，精神情绪正是这个网络上的一个重要结点，它通过神经内分泌系统作用于心血管，心情抑郁、精神紧张、激动或发怒时，可使心跳加快，收缩力加强，心肌耗氧量增加。在长期反复的精神情绪因素的影响下，不仅可引发高脂血症，使血黏度升高，还可使动脉血管持续收缩，造成动脉壁变性增厚，管腔狭窄，血压持续性升高，血流动力学改变，从而促发冠心病。对于素有冠心病的患者，过度的紧张、焦虑、恼怒等也是诱发心绞痛、急性心肌梗死等的主要因素。

工作和生活压力大、急功近利，以及邻里关系不和、同事之间明争暗斗、家庭纠纷等刺激，易引起焦虑、愤怒、抑郁等不良情绪，情绪尤其是不良情绪超出一定的范围，对冠心病的发生可起到推波助澜的作用。事业挫折、失恋离婚、身患重病、丧偶丧子、失业下岗等不幸事件带来的精神刺激、精神创伤和不良情绪，可直接导致冠心病发作乃至心肌梗死的发生，同样遭遇狂喜、意外之喜等也对心脏不利，过喜则伤心就是这个意思，日常生活中老年人因突发喜事、喜出望外而诱发心绞痛、急性心肌梗死的例子不是很多吗？

07 糖尿病与冠心病有什么关系？

咨询：我今年 50 岁，患有糖尿病，同时也有冠心病，所以我非常关注相关的医学知识，从一些科普文章上了解到，糖尿病患者很容易患冠心病，同时冠心病患者也多合并有糖尿病，我想知道糖尿病与冠心病二者之间的关系，请您告诉我糖尿病与冠心病有什么关系？

解答：确实像您了解到的那样，糖尿病与冠心病之间是有一定联系的，糖尿病患者更容易患上冠心病，糖尿病患者要特别警惕冠心病。医学界把糖尿病定为冠心病及心肌梗死的危症。

冠心病患者中患有糖尿病的人也有很多，在冠心病患者中，只有小部分人血糖是正常的，而大部分人已被诊断为患有糖尿病或属糖尿病前期，所以冠心病也可以说是糖尿病的并发症。糖尿病患者常常同时伴有血脂异常和高血压，而血脂异常、高血压都是引起冠心病最主要的危险因素。

糖尿病患者中冠心病发病率高的原因是多方面的，但主要是糖尿病致使脂质代谢紊乱，三酰甘油和胆固醇增高，糖和蛋白代谢的失常会造成心肌的微血管病变和心肌代谢紊乱，而自主神经系统紊乱易引起血管张力增加而损伤动脉壁，促进冠状动脉粥样硬化及血栓形成，大大增加了冠心病和心肌梗死的发生率。

因此，早期发现糖尿病和积极合理治疗糖尿病对预防冠心病是大有好处的。未检测过血糖的冠心病患者都应到医院进行血糖检测，以便早些进行预防和治疗，而不至于引起严重的并发症，患有糖尿病的冠心病患者除控制血糖外，只有更严格地控制高血压和血脂异常，才能有效降低心肌梗死的危险。

08 高血压与冠心病有什么关系？

咨询： 我今年 56 岁，患高血压已 10 多年，前天因胸闷不适到医院就诊，经检查心电图等，确诊患有冠心病，我的同事老于，今年 54 岁，不仅有高血压，同时也患有冠心病，似乎高血压与冠心病二者之间有一定的关系，我想知道高血压与冠心病有什么关系？

解答： 这里首先明确告诉您，高血压与冠心病之间确实有着密切的关系。高血压的危害性是显而易见的，长期的血压升高，无论是什么原因引起的，或有无明显的自觉症状，都会对健康造成损害。高血压与冠心病有着密切的关系，患有高血压的冠心病患者病情会更严重，更容易发生心绞痛和心肌梗死，如果患有高血压而长期不治疗，最终很可能会死于冠心病，并且血压越高，越容易发生心绞痛和心肌梗死。

高血压不仅可促发冠心病，冠心病患者心绞痛发作时的疼痛和精神紧张反过来又可使血压继续升高，所以冠心病和高血压会使病情形成恶性循环。

高血压是一种严重影响人民健康和生活质量的常见病、多发病，也是引发冠心病的危险因素。高血压患者之所以容易患冠心病，是因为长期高血压会使原本光滑、均匀的冠状动脉血管壁受到损伤，造成血液中的血脂等物质在血管壁的堆积，使冠状动脉粥样硬化斑块形成得更快，也更严重。粥样硬化的冠状动脉管腔逐渐狭窄，导致主要由冠状动脉供血的心脏血流减少，不能满足心脏正常工作时对供血、供氧的需求，于是形成了大家所熟悉的冠心病，若病情严重，则呈现心绞痛甚至心肌梗死等。

09 为什么肥胖者容易患冠心病？

咨询：我今年 46 岁，体型肥胖，近半年来时常感到胸闷、胸痛，经检查确诊为冠心病。我的邻居吴老师患冠心病已两年，其体型也较胖。我们单位的老李是有名的胖子，也患有冠心病，所以大家都认为体型肥胖者容易患冠心病，请问为什么肥胖者容易患冠心病？

解答：这里首先告诉您，肥胖者容易患冠心病的认识是正确的。所谓肥胖，是指体内脂肪堆积过多和（或）分布异常，体重增加，其体重超过标准体重 20% 以上者。标准体重的计算方法很多，最简易的方法是：男性标准体重（千克）＝身高（厘米）– 105；女性标准体重（千克）＝身高（厘米）– 100。正常人体重波动的范围为标准体重 ±10%，体重超过标准体重 10%~20% 为超重，超过 20% 为肥胖，其中超过 20%~30%

为轻度肥胖，超过 30%~50% 为中度肥胖，超过 50% 为重度肥胖。

肥胖是冠心病的危险因素之一。有研究证明，在 5000 例 26 年的长期随访的超重者中，校正年龄、血压等因素后发现，肥胖是冠心病的独立危险因素。肥胖者之所以容易患冠心病，这是因为肥胖者摄取的热量过多，在体重增加的同时使机体的心脏负荷增加，血压升高，从而使心肌耗氧量增加。同时高热量的饮食习惯使机体的胆固醇、三酰甘油含量增加，血脂升高，促使冠状动脉粥样硬化的形成和加重。肥胖者体力活动常减少，妨碍了冠状动脉粥样硬化侧支循环的形成。此外，肥胖还可影响机体代谢，致使代谢紊乱，包括降低胰岛素的敏感性，导致高胰岛素血症、糖耐量降低、高胆固醇血症等多种冠心病的危险因素。

肥胖者容易患冠心病，主要是这些人常具有血脂异常、高血压、糖尿病等多种与冠心病发生有关系的危险因素。减肥可以减轻伴发的高血压、高脂血症等促发冠心病的危险因素，也可减轻心脏负担，降低心肌耗氧量。有人对 100 名肥胖者减肥前后进行了比较，结果血脂、血压及血糖水平均有所改善，其发生冠心病的危险性也相应降低，控制体重、减肥是预防冠心病的重要措施之一。

10 血脂增高与冠心病有什么关系？

咨询： 我的同事宋师傅，体型肥胖，他患冠心病已多年，同时伴有高脂血症，我今年46岁，身体并不肥胖，1年前经检查确诊患有冠心病，并且血脂也较高，我听说血脂增高者很容易患冠心病，我想知道<u>血脂增高与冠心病有什么关系？</u>

解答： 血脂增高就是我们通常所说的高脂血症，是由于机体脂肪代谢或运转异常，使血浆中一种或几种脂质高于正常的临床综合征，可表现为高胆固醇血症、高三酰甘油血症，或两者兼有（混合型高脂血症）。血脂增高与冠心病的发病有密切关系，科学家曾做过一个实验，实验中将兔子分成两组，一组兔子喂胆固醇含量很高的猪油、蛋黄粉等饲料，另一组兔子喂普通饲料，4周后吃高胆固醇饲料的兔子胆固醇增高，8周后这些兔子发生动脉硬化，12周后它们个个都得了冠心病，而喂普通饲料的兔子都没有得冠心病，这个实验结果告诉我们，血脂增高发生冠心病的可能性就增加，高脂血症是和冠心病发生有关的重要危险因素。

高脂血症患者由于血脂含量高，所以在动脉内壁上脂肪斑块沉积速度较快，当达到一定的程度，即斑块将血管内壁阻塞到一定的程度，使血液供应发生不足时就出现临床症状。高脂血症的最大危害是最终将导致冠心病、脑卒中等心脑血管疾病。

脂肪斑块阻塞到供应心脏血液的动脉支，即发生冠心病。血液流变学的研究也证明，高脂血症可以改变血液黏稠度，影响红细胞、血小板聚集，使血液处于高凝状态，血栓易于形成，诱发心绞痛、心肌梗死、脑梗死等。20 世纪 80 年代以来，我国心脑血管疾病的发病率呈不断上升之趋势，现已成为致死、致残的主要原因，而动脉粥样硬化正是包括冠心病、脑卒中在内的心脑血管疾病的发病基础，动脉粥样硬化的出现，其最根本的原因就是高脂血症的长期存在。

11 冠心病会遗传吗？

咨询：我爷爷 10 年前因冠心病心肌梗死去世的，我父亲今年 60 岁，也患有冠心病，我今年 37 岁，体型稍肥胖，自认为身体不错，但不久前单位体检查心电图也有心肌缺血性改变，我们兄妹几个都很担心冠心病遗传，害怕患上冠心病，我要问的是冠心病会遗传吗？

解答：不少冠心病患者的亲属都问过这个问题，这里可以告诉您，冠心病的发病有明显的家族性，因为一些冠心病的危险因素如高血压、肥胖、糖尿病、性格等常带有家族性，因此有这些危险因素的家族后代容易患冠心病。冠心病的遗传因素是明确的，如果家庭一级亲属（父母或兄弟姐妹）中有人患冠心病，那么他（她）患冠心病的危险性就增加，亲属患病的年纪越轻，他（她）患冠心病的危险性就越大。

冠心病的发病通常决定于两大因素，一方面是可以控制的因素，如饮食习惯、精神情绪、缺乏运动锻炼、吸烟饮酒等，另一方面是无法控制的因素，如年龄、性别、遗传。遗传因素也就是上一代的某些特征，比如性格、高血压、冠状动脉的解剖特点等，可以作为一种遗传因子传给下一代，使后代也容易患冠心病。一般认为，遗传因子在冠心病中有65%的遗传力，也就是说在一个人的冠心病发生中，约有65%是遗传因素在作怪，另外35%是其他因素的作用，所以说冠心病的确有遗传给下一代的可能。

　　当然，冠心病和通常所说的遗传性疾病有着明显的区别，冠心病具有遗传因素，但并不是一种严格意义上的遗传性疾病。即使父母患有这种病，自己的孩子也不一定会患上冠心病。某一家族内冠心病患者较多，除了遗传因素起部分作用外，往往是因为大家长期生活在一起养成了共同的生活习惯，甚至于性格也相差不大造成的。例如一家人都喜欢食油腻、咸、甜的等食物，都不爱活动，工作上都会太钻牛角尖，不会自我放松等，这些可能成为这个家族冠心病发生的主要诱因。

　　目前美国可谓是冠心病高发国之一，如果按一般遗传或家族的概念去衡量，美国的冠心病家族一定要比中国多得多，但事实并非如此，近年来美国冠心病患者呈逐年减少的趋势，其主要原因是美国人不是消极地对待冠心病，而是持积极的心态，针对肥胖和高脂血症，提出了减少食量、改善饮食结构、加强体育锻炼、限制吸烟和酗酒等预防措施，从而使冠心病的发病率大大地降低。

　　因此，在冠心病的预防上，既要重视遗传这一危险因素，又不要陷入"宿命论"的泥潭。要明确在冠心病的预防上，人们是可以有所作为的。吸烟、酗酒、摄入盐及饱和脂肪过多、食用新鲜蔬菜水果过少等是可以改变的不良习惯，适当增加体力活动和限制食量对减轻肥胖、控制糖尿病和高血压都有很好的效果，也是预防冠心病的重要措施。

12 运动多的人患冠心病的危险会降低吗？

咨询： 我今年 38 岁，平时缺乏运动，可以说吃过饭就坐在电脑桌旁，不仅体型肥胖，2 年前就已患上了高脂血症和冠心病，医生说我的冠心病是缺乏运动造成的，如果加强运动的话不一定会患上冠心病，请问运动多的人患冠心病的危险会降低吗？

解答： 运动多的人患冠心病的危险确实会降低。生命在于运动，一个健康的人，首先要有健康的体魄，并保持心理的平衡，而运动便是人类亘古不变的健康法宝。原始时代人们为了防止野兽的侵袭和伤害，需要在运动中强壮身体，增长技能；古人为了祛病延年发明了易筋经、八段锦、五禽戏等运动方法；而如今许多长寿老人，他们的健康之道仍旧是坚持运动锻炼。

运动锻炼的好处是显而易见的，运动锻炼好比一帖良方，运动使生活充满活力和朝气，运动多的人患冠心病的危险肯定是会降低的。我国成年人每周参加运动锻炼 1 次以上、每次锻炼时间 30~60 分钟者的比例只占 31%~53%，即大部分成年人都缺乏运动或运动不足。运动和体力活动多的人比缺乏运动和体力活动少的人患冠心病的可能性要低许多。因为运动能扩张冠状动脉，促进侧支循环形成，改善心肌供血，增加心脏泵血功能；运动能够促进新陈代谢，使人吸入更多氧气供给心脏利用，有利于心功能的改善；运动还可愉悦心情，减轻心理及工作压力，增加生活乐趣，改善精神心理状态，这些都可以减少冠心病发生的可能性。

运动对与冠心病有关的高血压、高脂血症、糖尿病、肥胖等都有积极的防控作用。长期坚持运动有利于体内脂肪的代谢，使脂肪、胆固醇分解增加，可降低血脂，使肥胖者体重减轻。同时，运动锻炼能增加纤维蛋白溶解素，降低血小板凝聚，促使侧支循环的建立，改善心肌供血，增加心肌收缩力，改善器官血液灌注，扩张外周血管，使心脏功能得以改善，高血压者血压下降。另外，运动还可以改善糖代谢，使糖尿病患者血糖得到较好的控制。通过运动，能预防和减轻与冠心病有关的高血压、高脂血症、糖尿病、肥胖等病证，患冠心病的危险性自会降低。

13 饮食合理的人患冠心病 的危险会小一些吗？

咨询： 我平时喜欢吃肥肉和猪大肠，体型肥胖，5 天前因胸闷、胸痛到医院就诊，经查血脂、心电图等，确诊为高脂血症、冠心病，医生说我的冠心病是饮食不合理造成的，饮食合理就不容易患冠心病了，请问**饮食合理的人患冠心病的危险会小一些吗？**

解答： 饮食合理的人患冠心病的危险确实会小一些。人们常说"民以食为天"，粮油米面，瓜果蔬菜，盐酱醋茶，我们每天都要与之打交道。饮食在人类生活中占有非常重要的地位，食物是人体生命活动的物质基础，可改善人体各器官的功能，维持正常的生理平衡，调节机体。我国自古以来就有"药食同源"之说，中医学十分重视饮食调养，早在《黄帝内经》中就有"五谷为养，五果为助，五畜为益，五菜为充"的记载，提出合理的配膳内容有利人体的健康。

冠心病的发生和发展，饮食失调常为其先导，膳食结构不合理极易引发冠心病，饮食合理的人患冠心病的危险要比饮食失调的人小得多。日常生活中养成良好的饮食习惯，去除不良的饮食嗜好，是预防冠心病的重要措施之一。和运动一样，科学合理的饮食和其他方法配合，能预防和减轻与冠心病有关的高血压、高脂血症、糖尿病、肥胖等病证，使患冠心病的危险降低。

比如对于轻度的或早期高血压患者来说，仅在做菜时少许放盐就可使他们的血压下降，甚至恢复正常。而对中、重度高血压患者来说，做菜时少放盐不但可以使降压药的疗效提高，还可使服用的降压药剂量减少，这样既减少了降压药的副作用，也节省了药费开支，同时也控制了病情。每天少吃 2.4 克盐，健康人的平均收缩压可下降 2.3mmHg，舒张压可降低 1.4mmHg，而高血压患者的平均收缩压可降低 5.8mmHg，舒张压可降低 2.5mmHg。再如多吃蔬菜水果，同时少吃脂肪含量高的食物（蛋黄、肉类、动物内脏等）可有效降低血脂，使总胆固醇水平下降，使患糖尿病和发生肥胖的可能减少，从而使患冠心病的机会减少。

相反，吃得过多；喜欢吃高脂肪、高胆固醇、高糖饮食，如肥肉、洋快餐、油炸食品、动物内脏、甜食等；经常吃夜宵；大量吃零食，喝甜饮料；工作和生活中的大部分时间用于吃喝应酬；吃饭太快，狼吞虎咽。再加上运动少，不活动，吃得多消耗得少，就容易引发高血压、高脂血症、肥胖、糖尿病等，患冠心病的危险就要大得多。

14 哪些引发冠心病的危险因素
是可以控制的?

咨询： 我是冠心病患者，我知道引发冠心病的危险因素有很多，有些因素是无法控制的，而有些因素是可以控制的，采取措施控制引发冠心病的危险因素，是预防冠心病的可靠方法，麻烦您告诉我<u>哪些引发冠心病的危险因素是可以控制的？</u>

解答： 疾病的发生总是有原因的，经过许许多多研究之后，有一些疾病的发生原因被确定了。在医学上，将这些已经被确定可以引起某些疾病发生的原因叫作该种疾病发生的危险因素。也就是说一个人如果具有发生某种疾病的危险因素，和不存在这些危险因素的人相比，他患这种病的可能性就会大些。

冠心病的发生不仅与遗传因素有关，也与许多不良的生活习惯以及一些疾病的存在有关系。与冠心病发生有关的遗传因素以及不良的生活习惯等，被称为冠心病的"危险因素"，例如有遗传倾向者、长期吸烟者、高脂血症患者、高血压患者、糖尿病患者，患冠心病的危险就要大一些，这些危险因素不仅导致冠心病的发生，还会使冠心病的病情发展、加重，这些危险因素中有些是无法控制的，而有些是可以控制的。在诸多引发冠心病的危险因素中，年龄、性别、遗传因素是无法控制的。人不能长生不老，也不能选择性别和选择出生在哪个家庭，因此以上这3个危险因素人们是没办法控制的。但有这些危险因素的人应该提高警惕，积极主动地预防冠心病。

所谓可以控制的危险因素，是指经过自己的努力，采取一些措施，就可以摆脱危险因素的威胁，使得患与危险因素有关的疾病的可能性变小，例如将吸烟、嗜食肥肉等不良的生活习惯改掉，得冠心病的可能性就会小些。高脂血症、高血压、糖尿病、吸烟、肥胖、缺乏运动、紧张焦虑、大量饮酒以及嗜食肥肉而膳食中缺少蔬菜水果等，这些与冠心病有关的危险因素都是可以控制的。如果采取措施控制上述危险因素，就会大大减少发生心肌梗死的可能。

15 得了冠心病可能会有些什么表现？

咨询：我今年46岁，近半年来时常感到胸闷不舒服，前天到医院就诊，经检查心电图等，确诊为冠心病，我朋友小李也患有冠心病，可他平时没有任何不适的感觉，听说冠心病的临床表现多种多样，请您告诉我得了冠心病可能会有些什么表现？

解答：确实像您听说的那样，冠心病的临床表现是多种多样的。由于冠心病患者的年龄、性别、体质状态、敏感程度、病情进展程度和侧支循环建立情况等的差异，使得冠心病患者的临床表现千差万别。有的人平时无任何自觉症状及不适，仅在检查身体做心电图等时发现心肌有供血不足的表现，此时患者心肌可能有较好的侧支循环，因而心肌供血减少的症状不明显，但必须提高警惕，定期复查，并给予积极地防治。如冠状动脉病变进一步加重，管腔狭窄 ≥ 75%，便可造成心肌暂时性和可逆性缺血而发生心绞痛。心绞痛最常见的诱发因素是体力活动。病情严重的患者淋浴后自己擦干身体或修面之类的活动就可诱发心绞痛。有的患者往往是在行走上坡或急于赶路时，首先发觉不适症状。很多患者至症状发生时，还可勉强坚持工作，即使是体力劳动亦然，但都感到步行较长的路有困难。气候寒冷和餐后较易发作心绞痛。一般在数年时间内，症状有进行性加重趋势。情绪的诱发作用几乎与运动同样重要，愤怒、焦虑，观看激烈的体育比赛等，均可引发心绞痛。驾驶汽车和当众讲演也是心绞痛的常见诱因。另外，同床时、梦中激动均可诱发。一小部分患者则在躺下静息时发生心绞痛，即卧位心绞痛，往往提示患者病情已进入晚期。有些患者在心绞痛发作时还伴有呼吸困难、心悸、恶心、出汗、眩晕，甚至意识丧失等。当冠状动脉血流突然中断而引起心肌急性缺血性坏死时即为心肌梗死发生。另外，在心源性猝死病例中，绝大多数是冠心病引起的，这样的患者年龄多不太大，平时很少有症状，发病前也常无任何症状或不适，不易引起本人或医生的注意。总之，冠心病的临床表现是多种多样的，若不仔细检查，很容易误诊，应注意详加分辨。如若对冠心病给予高度重视，在早期就能得到积极有效地防治，可延缓病情的进展。

16 什么是隐匿型冠心病?

咨询： 我今年46岁，喜欢饮酒，体型肥胖，平时身体并无什么不舒服的感觉，前几天单位体检时发现血脂偏高，心电图 ST 段压低，医生说我不仅患有高脂血症，很可能还有隐匿型冠心病，建议我进一步检查，我不是很明白，我要问的是**什么是隐匿型冠心病？**

解答： 医生让您进一步检查是有一定道理的，您要及早进行检查，看是否患有冠心病，以便采取恰当的措施进行治疗。这里我给您介绍一下什么是隐匿型冠心病。

隐匿型冠心病也称无症状性心肌缺血、隐匿性冠心病，是指无临床症状，但客观检查有心肌缺血表现的冠心病。此类患者有冠状动脉粥样硬化，但病变较轻或有较好的侧支循环，或患者痛阈较高因而无疼痛症状。其心肌缺血的心电图可见于静息时、增加心脏负荷时，或仅在24小时的动态观察中间断出现。

隐匿型冠心病患者多属中年以上，无心肌缺血的症状，在体格检查时发现心电图(静息、动态或负荷试验)有 ST 段压低、T 波倒置等，或放射性核素心肌显像（静息或负荷试验）示心肌缺血的表现。此类患者与其他类型的冠心病之不同，在于并无临床症状，但已有心肌缺血的客观表现，即心电图或放射性核素心肌显像示心脏已受到冠状动脉供血不足的影响。可以认为是早期的冠心病（但不一定是早期的冠状动脉粥样硬化），它可能突然转为心绞痛或心肌梗死，亦能逐渐演变为缺血性心肌病，发生心力衰竭或心律失常，个别患者亦可能猝死。隐匿型冠心病的诊断主要根据静息、动态或负荷试验的心电图检查，和（或）放射性核素心肌显像，发现患者有心肌缺血的改变，而无其他原因，又伴有动脉粥样硬化的危险因素，进行选择性冠状动脉造影检查可以确立诊断。

由于隐匿型冠心病无临床症状出现，很不容易发现，往往会被患者、家属、甚至医务人员忽视，致使不能采取应有的预防和治疗措施，所以从某种意义上讲，隐匿型冠心病是暗藏的"杀手"，其危险性更大，应当引起大家足够的重视。建议40岁以上的中老年人，尤其是有引发冠心病危险因素的人，要定期检查身体，特别是心电图（静息、动态或负荷试验等）检查，以及时发现隐匿型冠心病。

17 什么是心绞痛？心绞痛是如何分类的？

咨询： 我今年40岁，近两个月时常感到胸闷不适，今天上午突然出现心前区憋闷样疼痛，持续约3分钟才缓解，医生说我是冠心病心绞痛，我知道有冠心病这个病，不清楚什么是心绞痛，听说心绞痛有很多类型，麻烦您告诉我什么是心绞痛？心绞痛是如何分类的？

解答： 心绞痛是各种类型冠心病中最常见的一种。心绞痛是心肌短时间的缺血造成的，但还没有发生心肌坏死。心绞痛的典型表现是胸部或胸部附近部位出现紧缩、沉重、压迫样不适感觉，一般是在胸部正中的胸骨后区域，也可在心前区，常放射至左肩和左臂等区域，有时还会发生咽、颈部的闷堵、压迫感觉。不同患者的心绞痛可能在上述不同的部位，但同一患者的心绞痛反复发作都固定在同一部位，如都在心前区、颈部等。不固定的游走性疼痛一般不是心绞痛。心绞痛时间短，一般持续3~5分钟，很少超过一刻钟。心绞痛的发作常有一定诱发因素，多在情绪激动、大喜大悲、用力过猛、饮食过饱以及气温突变等情况下发生。

有关心绞痛的分型命名不下10余种，比如初发性心绞痛、进行性心绞痛、卧位性心绞痛、梗死后心绞痛、稳定型心绞痛等等，但为了诊断治疗的需要，目前已趋向于将心绞痛归为稳定型心绞痛和不稳定型心绞痛两大类。稳定型心绞痛是在冠状动脉狭窄的基础上，由于心肌负荷的增加引起的心肌急剧的、暂时的缺血与缺氧的临床综合征。其特点为阵发性的前胸压榨性疼痛感觉，主要位于胸骨后部，可放射至心前区和左上肢尺侧，常发生于劳力负荷增加时，持续数分钟，休息或用硝酸酯制剂后消失。本类患者男性多于女性，多数患者在40岁以上，劳累、情绪激动、饱食、受寒、急性循环衰竭等为常见的诱因。

不稳定型心绞痛之胸痛的部位、性质与稳定型心绞痛相似，但具有以下特点之一：①原为稳定型心绞痛，在1个月内疼痛发作的频率增加，程度加重、时限延长、诱发因素变化，硝酸酯类药物缓解作用减弱。②1个月之内新发生的心绞痛，并因较轻的负荷所诱发。③休息状态下发作心绞痛或轻微活动即可诱发，发作时表现有 ST 段抬高的变异型心绞痛也属此列。此外，由于贫血、感染、甲亢、心律失常等原因诱发的心绞痛称之为继发性不稳定型心绞痛。由于不稳定型心绞痛的严重程度不同，其处理和预后也有很大的差别。

18 诱发心绞痛的原因有哪些？

咨询： 我今年 54 岁，近半年来时常感到胸闷气短，常于劳累或生气时加重，前天经检查确诊患有冠心病，我知道冠心病患者很容易出现心绞痛，现在真的很担心，听说有很多原因都可诱发心绞痛，请您告诉我<u>诱发心绞痛的原因有哪些</u>？

解答： 心绞痛的根本原因是冠状动脉出现狭窄和痉挛，在此基础上，有很多原因能诱发心绞痛。诱发心绞痛的原因是多种多样的，但以过度疲劳、寒冷刺激、饮食不当、大量饮酒、吸烟以及便秘等较为常见。

（1）过度疲劳：过度疲劳，比如紧张的脑力或体力劳动，长途旅行、登山、爬坡等，使心脏负担加重，以致心肌缺血缺氧，而诱发心绞痛。

（2）寒冷刺激：寒冷刺激，比如气温突变，寒流突然来临，刮风下雪时外出，逆冷风行走等，机体一时不能适应，导致心跳加快，血压升高，冠状动脉痉挛，引发心绞痛。

（3）饮食不当：饮食不当，尤其是暴饮暴食，摄入大量的高脂肪食物，引起腹胀、横膈升高，血液大量集中到胃肠道，而冠状动脉供血量减少，容易诱发心绞痛甚至心肌梗死，饱餐后剧烈活动亦可诱发心绞痛。

（4）大量饮酒：饮酒尤其是大量饮酒，酒精刺激使心跳加快，心肌耗氧量增加，同时也使全身体表血管扩张，血液大量流向体表，从而冠状动脉供血不足，产生心肌血液的供需失调，诱发心绞痛。

（5）吸烟：冠心病患者吸烟时心绞痛发病率可增加1倍，如果同时又患高血压、高脂血症，发病率要增加8倍，因为吸烟时大量尼古丁和一氧化碳进入人体，使心率加快，心肌耗氧量增加，同时也导致冠状动脉收缩，促使血小板聚集，血栓形成，从而诱发心绞痛甚至心肌梗死。

（6）便秘：大便秘结也是诱发心绞痛的常见原因，大便秘结者用力排大便时心脏负担加重，心肌耗氧量增加，从而出现心绞痛，日常生活中因便秘用力解大便而诱发的心绞痛时常可以见到。

以上是日常生活中常见的诱发心绞痛的原因，又都是可以设法避免的，患有冠心病的中老年朋友，应注意日常生活中的自我调养，尽可能避免这些诱发因素，以预防或减少心绞痛的发生。

19 为什么心绞痛常在劳累时发作？

咨询： 我今年55岁，体型肥胖，1年前因生气突发左侧胸部憋闷疼痛，持续约3分钟才逐渐缓解，经检查诊断为冠心病心绞痛，本以为以后注意不生气就行了，可最近稍微劳累就胸闷、胸痛，难道得了冠心病就不能干活了？请问为什么心绞痛常在劳累时发作？

解答： 心绞痛确实常在劳累时发作。心绞痛是一种由于心肌暂时缺血、缺氧引起的，以发作性胸部或胸部附近部位出现紧缩、沉重、压迫样不适为主要表现的临床综合征。诱发心绞痛的原因是多种多样的，但以过度疲劳、寒冷刺激、饮食不当、大量饮酒、吸烟以及便秘较为常见。心绞痛常在劳累时发作，这是有其原因的。

心绞痛的发生通常有冠状动脉供血绝对减少和心肌需氧量突然增加两种情况。心绞痛最常见的基本病因是冠状动脉粥样硬化引起的冠状动脉大分支管腔狭窄。一般情况下，安静时狭窄的冠状动脉可以向心肌提供其所需的血氧，但当进行较大负荷的劳动或情绪激动时，心肌耗氧量骤然增加，而发生粥样硬化的冠状血管弹性减退，不能充分扩张以向心肌供应足够的血液，造成心肌缺氧而引起心绞痛，此乃心绞痛常在劳累时发作的原因。

在临床上我们还常碰到另外一类冠心病患者，他们常于心肌需氧量并未增加的情况下发生心绞痛，比如在休息时发生，在劳动时反而很少发生或不发生。这是因为此类心绞痛的患者在休息时，冠状动脉的大分支常有自发的或诱发的痉挛，冠状动脉造影清楚地证明了这一点。休息时发生心绞痛者，并不意味着其冠状动脉粥样硬化的程度一定比劳力型心绞痛者严重。冠状动脉痉挛也可发生于造影完全正常的冠状动脉，但一般都有不同程度的粥样硬化基础。冠状动脉痉挛的发生，可能与自主神经功能紊乱和动脉粥样硬化斑块部位的动脉壁对神经体液因素的影响过度敏感有关，此外前列腺素的一些中间代谢产物也可能引起冠状动脉痉挛。

由上可以看出，患有冠心病心绞痛的患者，要注意不要劳累，不要激动，宜保持心情舒畅。

20 什么是急性心肌梗死？

咨询： 我患冠心病多年，一直服药治疗，多次复查心电图均正常，3天来因为儿子结婚操心劳累，昨天晚上饮酒后突然出现胸闷、胸痛，以为是心绞痛发作，可服速效救心丸症状不缓解，到医院检查说是急性心肌梗死，必须马上住院，请问什么是急性心肌梗死？

解答： 急性心肌梗死是心肌的急性缺血坏死，是在冠状动脉病变的基础上，发生冠状动脉血供急剧减少或中断，使相应的心肌严重而持久的急性缺血导致心肌坏死。急性心肌梗死属冠心病的严重类型，其基本病因是冠状动脉粥样硬化（偶为冠状动脉栓塞、炎症、先天畸形、痉挛和冠状动脉口阻塞所致），造成一支或多支血管的管腔狭窄和心肌血供不足，而侧支循环未充分建立，在此基础上，一旦血供急剧减少或中断，使心肌严重而持久的急性缺血达1小时以上，即可发生心肌梗死。大量的研究已证明，绝大多数的心肌梗死是由于不稳定的粥样斑块破溃，继而出血和管腔内血栓形成，而使管腔闭塞，少数情况下粥样斑块内或其下发生出血或血管持续痉挛，也可使冠状动脉完全闭塞。

急性心肌梗死的临床表现与梗死的大小、部位、侧支循环情况等密切相关。50%~81.2%的患者在发病前数日有乏力，胸部不适，活动时心悸、气急、烦躁、心绞痛等前驱症状，其中以新发生心绞痛（初发型心绞痛）或原有心绞痛加重（恶化型心绞痛）为最突出。心绞痛发作较以往频繁、性质较剧烈、持续较久、硝酸甘油疗效差、诱发因素不明显。同时心电图示ST段一时明显抬高（变异型心绞痛）或压低，T波倒置或增高（"假性正常化"），即不稳定型心绞痛情况。此时如能及时住院处理，可使部分患者避免发生急性心肌梗死。

急性心肌梗死的临床表现有持久的胸骨后剧烈疼痛、发热、白细胞计数和血清心肌坏死标记物增高以及心电图进行性改变，并可发生心律失常、休克或心力衰竭，其发病急、病情重、变化快、死亡率高，应引起高度重视，积极进行抢救治疗。

21 急性心肌梗死发病的常见诱因有哪些？

咨询： 我今年54岁，半月前刚查出患有冠心病，我知道冠心病患者不仅容易出现心绞痛，若不注意还可导致急性心肌梗死，一旦出现急性心肌梗死其后果就很严重，请您告诉我急性心肌梗死发病的常见诱因有哪些？

解答： 的确，一旦出现急性心肌梗死其后果就很严重，采取相应的措施进行预防是十分必要的。诱发急性心肌梗死的因素有很多，其中以过度劳累、情绪激动、暴饮暴食、寒冷刺激以及大便秘结最为常见。

（1）过度劳累：做不能胜任的体力劳动，尤其是负重登楼，过度的体育活动，连续紧张的劳累等，都可使心脏的负担明显加重，心肌需氧量突然增加，而冠心病患者的冠状动脉已发生硬化、狭窄，不能充分扩张，造成心肌短时间内缺血。缺血、缺氧又可引起动脉痉挛、反过来加重心肌缺氧，严重时导致心肌梗死。

（2）情绪激动：有相当一部分心肌梗死患者是由于激动、紧张、愤怒等激烈的情绪变化诱发的。美国有一个州，平均每10场球赛就有8名观众发生急性心肌梗死，其诱因就是情绪激动。在我国老年人中广泛开展的门球运动，是一种适合老龄特点的、比较轻松的体育活动，不过医院也收治过在门球比赛时因过分重视输赢，心情过于紧张而诱发的急性心肌梗死患者。

（3）暴饮暴食：不少急性心肌梗死病例发生于暴饮暴食之后。进食大量高脂肪、高热能的食物后，血脂浓度突然升高，导致血黏稠度增加，血小板聚集性增高，在冠状动脉狭窄的基础上，可发生血栓形成，引起急性心肌梗死。

（4）寒冷刺激：突然的寒冷刺激也可诱发急性心肌梗死。冬春寒冷季节是急性心肌梗死患病率较高的季节，这就是为什么医生们总叮嘱冠心病患者要十分注意防寒保暖的原因。

（5）大便秘结：大便秘结在中老年人中十分常见，临床中因大便秘结在排大便时用力屏气而招致心肌梗死的中老年人并不少见，而且也是再发心肌梗死的一个常见原因。因此，保持大便通畅对患有冠心病的中老年人尤为重要。

除上述诱发因素外，诸如各种感染、腹泻、手术或大出血致低血压、休克及心动过速等，也均能诱发急性心肌梗死。对于冠心病患者，或具有冠心病易患因素者，在日常生活中应尽可能避免上述各种急性心肌梗死的诱发因素，以预防急性心肌梗死的发生。

22 怎样才能早期发现冠心病？

咨询： 我今年46岁，1周前单位体检查心电图发现ST段压低，之后经进一步检查确诊为冠心病，我知道冠心病是一种严重危害人们健康和生活质量的常见病、多发病，其发病较为隐匿，及早发现、及时治疗十分重要，请您给我说一下怎样才能早期发现冠心病？

解答： 冠心病确实是严重危害人们健康和生活质量的常见病、多发病，随着社会经济的发展，人们物质生活水平的不断提高及生活方式的改变，冠心病的发病率呈逐年上升之趋势，及早发现、及时治疗十分重要。冠心病多发于中老年人，处于这个年龄阶段的人，在日常生活中如果出现下列情况，要及时就医，只有这样才能早期发现冠心病。

（1）劳累或精神紧张时出现胸骨后或心前区闷痛，或紧缩样疼痛，并向左肩、左上臂放射，持续 3~5 分钟，休息后可自行缓解。

（2）体力活动时出现胸闷、心悸、气短等症状，休息时自行缓解。

（3）出现与运动有关的头痛、牙痛、腿痛等症状。

（4）饱餐、寒冷或看惊险影片时出现胸痛、心悸等症状。

（5）夜晚睡眠枕头低时，感到胸闷憋气，需要高枕卧位方能缓解。或白天平卧时突然胸痛、心悸、呼吸困难，需立即坐起或站立方能缓解。

（6）用力排便时出现心悸、胸闷、气急或胸痛不适。

（7）听到噪声便引起心悸、胸闷者。

（8）反复出现脉搏不齐、不明原因的心动过速或过慢症状者。

为了及早发现冠心病，40 岁以上的人，尤其是 40 岁以上的高危人群，即使平时无任何不适之感觉，也应注意定期到医院咨询医生，检查血脂、血糖、心电图，测血压等，若有必要还可进行动态心电图、心电图运动负荷试验、冠状动脉造影等检查，以断定是否患有冠心病。需要说明的是，近年来冠心病的发病有年轻化的趋势，这是值得注意的新情况。

23 医生诊断冠心病需要做哪些检查?

咨询: 我今年 49 岁,体型偏于肥胖,近段时间总感觉胸部憋闷不舒服,我怀疑得了冠心病,医生说单凭自觉症状不能诊断冠心病,让我检查心电图、心脏彩超,之后又说还需要检查冠脉 CT,我担心是不是过度检查,请您告诉我医生诊断冠心病需要做哪些检查?

解答: 医生的说法是正确的,单凭您胸部憋闷不舒服这个自觉症状,确实不能诊断您是否患有冠心病。除冠心病的临床表现外,为了及时正确诊断冠心病,医生还需要借助各种辅助检查。

就诊断冠心病来讲,医生首先会询问患者一些情况,确定患者是否存在年龄、高血压、糖尿病、吸烟等与冠心病发生有关的危险因素,判断患者得冠心病的可能性与危险程度。例如一位年近 60 岁的男性,每天吸烟 1 盒,持续 20 年,血压高,有糖尿病,那么他得冠心病的危险性就很高;相反,一位 35 岁的女性,月经正常,没有高血压、糖尿病,那么她得冠心病的可能性极小。

接下来,医生会向患者询问身体不适的诸多情况,看是否符合冠心病的特征,比如像您总感觉胸部憋闷不舒服,就是冠心病最常见的症状。然后,再根据患者的具体情况选用适当的检查方法,根据检查结果最后对患者做出诊断。用于冠心病的检查方法有很多，就医生诊断冠心病来讲，常需要做的检查有心电图、冠脉 CT、动态心电图、冠状动脉造影、心电图运动负荷试验等。具体到您的情况，检查过心电图、心脏彩超，之后医生说还需要检查冠脉 CT，应当是为了进一步了解冠状动脉是否狭窄以及狭窄的程度，是病情的需要，并不是过度检查。

（1）心电图：通过记录心脏的电活动，为冠心病的诊断提供信息，是应用最普遍的常规检查。

（2）冠脉 CT：通过 X 线断层成像，了解冠状动脉有无狭窄及狭窄的程度。

（3）动态心电图：通过长时间连续记录分析心脏在活动和安静状态下心电图的变化，以便看有没有一过性的心律失常及短暂的心肌缺血。

（4）冠状动脉造影：冠状动脉造影是诊断冠心病的"金标准"，可以明确冠状动脉有无狭窄以及狭窄的部位、程度、范围等，并可据此指导进一步治疗所应采取的措施。

（5）心电图运动负荷试验：通过加大体力活动，制造心肌缺血的条件，以便对冠心病做出诊断。

24 常规心电图检查能确诊冠心病吗？

咨询： 我今年40岁，平时身体很好，近段时间不知为什么总感觉胸闷不舒服，家人怀疑我得了冠心病，说心电图检查是目前诊断心血管疾病最重要的方法，让我到医院检查一下常规心电图，我不太放心，请问常规心电图检查能确诊冠心病吗？

解答： 的确像您家人说的那样，常规心电图检查是目前诊断心血管疾病的最重要方法之一，它对心律失常和很多心脏疾病有确诊或协助诊断价值。常规心电图检查对冠心病有十分重要的诊断价值，特别是对心肌梗死、心绞痛和无症状性心肌缺血，通过心电图检查不仅可以确诊，而且动态观察心电图还可以了解病情变化和治疗效果。您可以到医院先咨询一下心内科的医生，做一下心电图检查，若有必要，医生会让您进一步做其他辅助检查以明确诊断的。

患者心绞痛发作时，常规心电图检查常可显示心肌缺血性改变，心绞痛缓解后，心电图又可以逐渐恢复正常。因此，在患者心绞痛发作时及时做常规心电图检查，并与缓解后的心电图相比较，对心绞痛的诊断可更为明确。在急性心肌梗死时，常规心电图检查可出现特征性改变，并随着心肌梗死发生时间和病情的变化而出现相应改变。常规心电图检查除了能确诊急性心肌梗死，明确心肌梗死的部位、范围外，在疾病过程中定期动态观察心电图还能对心肌梗死的病情变化和治疗效果有较为详细的了解。所以，急性心肌梗死患者常常需要反复多次检查常规心电图。临床中不能单以心电图的某些异常变化而做出某种心脏病的诊断，需要医生结合具体病情或加做其他检查，对病情进行综合分析，才能做出正确的诊断。

静息时心电图 ST 段若出现水平型或下垂型压低大于 0.1 毫伏，则为明显的心肌缺血型表现，但心电图诊断冠心病的敏感性较低。主要表现在：①冠状动脉粥样硬化病变管腔狭窄到相当严重（约有 2/3 管腔狭窄）时，常规心电图检查才出现心肌缺血改变。②典型心绞痛患者，有 50% 以上其静息心电图却是"正常"的。部分病例在心绞痛发作时也无 ST-T 改变。对于急性心肌梗死的诊断，心电图有很大的价值，如通过对急性心肌梗死心电图病理性 Q 波、ST-T 演变过程的动态观察，可使 80% 左右急性心肌梗死患者获得确诊。对陈旧性心肌梗死患者，心电图却只能对 20%~50% 病例做出诊断。

常规心电图检查不是冠心病早期诊断的有效方法，对诊断心绞痛、心肌缺血敏感性并不太强，心电图正常不能排除冠心病，也不能否定心绞痛、心肌缺血的存在，但对诊断冠心病有重要价值。

25 心电图有缺血性改变就一定是冠心病吗？

咨询： 我今年40岁，10天前单位体检检查心电图时，发现我ST段压低，医生说我这种情况是心肌缺血，常见于冠心病患者，但我平时身体很好，没有什么不舒服的感觉，我不太相信，麻烦您告诉我<u>心电图有缺血性改变就一定是冠心病吗？</u>

解答： 所谓心电图的缺血性改变，是指在心电图的某些导联上出现ST段压低、T波低平的特征而言。这里可以明确告诉您，冠心病患者心电图常呈现缺血性改变，但有心电图的缺血性改变不一定就是冠心病。

冠心病患者，当某支冠状动脉直径明显狭窄，又没有建立代偿的侧支循环，该动脉病变远端供血区域的心肌就会发生缺血。缺血可引起心肌的电生理变化，由于心肌本身损害引起的ST段压低，称为原发性ST段压低，系心肌缺血所引起，常见于慢性冠状动脉供血不足、心内膜下心肌梗死等。但是心电图上表现为ST段改变的，并非都是由心肌缺血所引起，临床上凡能影响心肌代谢的因素，均可以引起心电图上ST段的改变，称之为继发性ST段改变，因其不具备原发性ST段改变的特异性，所以又称为非特异性ST段改变，主要见于心室肥大、束支传导阻滞、预激综合征、室性期前收缩、心肌炎、心肌病、电解质紊乱、药物影响、神经系统疾病等，这些引起 ST 段改变的疾病都有其相应的临床表现、用药史以及血液检测的电解质异常等特征，认真分析不难鉴别。此外，非特异性 ST 段改变亦可受体位、呼吸、自主神经功能紊乱、β- 受体高敏状态、更年期女性等因素的影响，这些非特异性 ST 段改变的特点往往呈多变性、易变性，有时可以恢复正常，加之临床上又无心绞痛症状，体检也无阳性发现，通过普萘洛尔试验即可加以区别。由上不难看出，有心电图的缺血性改变并非都是冠心病，临床中应注意区分鉴别。

26 什么是动态心电图？

咨询： 我今年 57 岁，患冠心病已 10 多年，最近总感觉一阵一阵心慌气短，医生说我可能有心律失常，可做了几次心电图检查均没有什么异常发现，今天再次就诊时，医生建议我再查一下动态心电图，我对此不太了解，请您告诉我什么是动态心电图？

解答： 医生建议您再查一下动态心电图是十分必要的，因为您可能是阵发性的心律失常，检查普通心电图时没有问题不能代表其他时间没有问题，而动态心电图可以进行 24 小时连续监测。

动态心电图简称 DCG，由美国物理学家 Holter 在 1975 年首创，故又称 Holter 心电监护仪，它是一个小型心电接收器，医生只要在患者胸前贴上3~4个电极，就可以把患者24小时的日常生活和睡眠中的心电图全部、连续地记录在接收器盒内。患者可以把盒子背在身上或别在裤带上，带着它照常生活和工作，不受任何影响，睡觉时把它放在枕边即可。24小时之后，医生将盒子取下，经信息处理分析系统及回放打印系统分析打印系统记录的心电图。

动态心电图不同于一般心电图，动态心电图具有心电图分析软件和编辑能力，它既可进行实时分析，又可重叠扫描和全屏回放，综合回放编辑，可靠地检测ST段的变化，以了解心肌缺血情况。动态心电图对冠心病的诊断作用如下：

（1）对心绞痛和心律失常发作骤来骤去，常规心电图常难以及时记录到的心电图变化，可进行连续监测，以判断心绞痛时心电图缺血性改变及心律失常的频率、类型，与活动、睡眠有何关系，是否有致命性心律失常等，通过分析以指导医生进行正确的治疗。

（2）对于那些原因不明的心悸和头晕患者，连续的心电记录可以判定与心跳的快慢、心律失常和传导阻滞是否有关。

（3）对一些用来治疗的特殊药物进行治疗前后鉴别对比，以客观地评价药物的治疗效果。

（4）对无症状的缺血性心脏病患者，可通过动态心电图观察辅助诊断。

（5）在动态心电图的基础上可以进行运动负荷试验，记录时让患者进行一些超负荷的运动活动，要求患者将监测时的活动记录在日程活动表格上，以便对照在什么情况下出现心律失常或缺血性改变。由于可以观察到多大强度的活动可诱发心律失常和心肌缺血性改变，从而能指导患者今后的生活和活动强度。

27 心电图运动负荷试验是怎么回事？

咨询： 我今年44岁，最近一段时间经常有胸闷不舒服的感觉，到医院做了几次心电图检查都是正常的，医生说凭几次心电图检查正常不能完全排除冠心病，建议我再做一个心电图运动负荷试验，以确诊是否患有冠心病，请问心电图运动负荷试验是怎么回事？

解答： 心电图运动负荷试验又称心电图运动试验，是目前应用最为广泛的冠心病的检测手段之一，对缺血性心脏病有重要的应用价值。

有许多冠心病患者，其冠状动脉虽已有不同程度的硬化，但心肌缺血并不十分严重，故在安静状态下检查心电图往往是正常的。另外有一些患者有心绞痛发生，但不十分明显或有的无任何症状。为了提高冠心病的诊断率，在排除禁忌证的前提下，医生往往建议患者进行一定量的运动，以增加心脏负荷和工作量，这些运动量对正常人不会引起心肌缺血，心电图也不会有很大改变，而患有冠心病的人就经受不了这种负担，由于运动使心肌对氧的需要增多，就可能出现缺血性心电图改变，这就是心电图运动负荷试验。

心电图运动负荷试验通常主要采用二阶梯运动试验和运动平板运动试验。二阶梯运动试验的二阶梯的规格为每一台阶高23厘米，宽25厘米，长度不限，根据患者性别、年龄、体重的不同，登梯次数也不同，按照医生的规定，登梯时间为3分钟，登梯前先做静息状态下心电图，登梯运动完毕后立即躺下，分别描记即刻、2分钟、4分钟、6分钟时的心电图，所谓运动试验阳性者，则其心电图上将有相应的改变。运动平板运动试验时患者在有一定的坡度和转速的活动平板上行走，每3分钟增加一次平板转动速度，并提高平板坡度，共分7段，运动平板运动试验的优点是将监护导联电极安置在患者胸前表面，随时在示波器上观察心电图变化，如有异常可及时描记。

心电图运动负荷试验的结果，是依据运动心电图ST段的改变来判断的。心电图运动负荷试验虽然是目前诊断冠心病最常用的一种辅助手段，但由于心电图运动负荷试验增加了心脏的负担，使心肌耗氧量增加，因此是有一定危险性的，应谨慎使用。

28 心电图正常就不是冠心病了吗？

咨询：我今年56岁，平时身体很好，没有得过什么大病，前天单位组织活动爬山，我爬到半山腰就觉得胸闷气短的症状很严重，休息了很长一段时间才逐渐平复，我怀疑自己患了冠心病，听说到医院做个心电图检查就知道了，请问心电图正常就不是冠心病了吗？

解答： 心电图检查经济、简单、易行，是诊断冠心病最常用的检查手段。当您有胸闷气短、心慌的感觉，怀疑有冠心病时，医生往往会安排您首先做个心电图检查，当心电图检查结果提示正常时，有些人可能会放心地认为自己没有冠心病了，其实这种观点是错误的，心电图检查结果提示正常也不可掉以轻心，因为 1 次的心电图并不能排除冠心病的存在。

心电图检查对冠心病的诊断并不是一个非常敏感的方法。冠心病在非发病时期，其心电图检出率仅为 30%~50%，而 50% 以上的患者心电图表现正常。另外，心脏及冠状动脉循环有较大的代偿能力，在休息和平静时不易检出异常，往往需要通过增加心脏负荷的运动试验，才能发现心电图的改变。反过来，如果当您看到心电图报告上有 ST 段压低或心肌缺血的描述时，也不要忧心忡忡，就以为自己一定患了冠心病，因为单凭一份心电图是不能轻易就下冠心病的诊断的，有许多疾病如心肌病、心肌炎、自主神经功能紊乱等，都可以产生与冠心病相同的心电图表现。

尽管心电图检查是诊断冠心病的重要依据，但并不是特异的方法，临床确诊冠心病必须根据患者的病史、症状体征以及心电图、心电图运动负荷试验等检查进行综合分析判断，切不可一见心电图正常就认为不是冠心病，也不能一见 ST 段压低或心肌缺血就认为是冠心病。

29 什么是冠状动脉 CT 检查？

咨询： 我今年 55 岁，体型偏于肥胖，近段时间时常感到胸闷、心慌，昨天到医院就诊，检查心电图发现心肌缺血，医生建议再做个冠状动脉 CT 检查，由于当时患者太多，他没有细说，我想进一步了解一下，请您告诉我<u>什么是冠状动脉 CT 检查</u>？

解答： 您今年 55 岁，体型偏于肥胖，近段时间时常感到胸闷、心慌，检查心电图发现心肌缺血，这种情况应当是患了冠心病，医生之所以建议您再做个冠状动脉 CT 检查，是为了进一步明确诊断，了解冠状动脉的情况，比如有无狭窄、狭窄的程度等，以便确定下一步的治疗。这里给您简单介绍一下冠状动脉 CT 检查，希望对您有所帮助。

当今心脏病学的最大进展莫过于心脏影像学，而心脏影像学的最大进展莫过于冠状动脉 CT 检查，多少年来人们一直渴望能够不用插入导管便能看到冠状动脉影像的愿望终于实现。冠状动脉 CT 检查简称冠脉 CT 检查、冠脉 CT，是一种借助 CT 检查冠状动脉血管是否正常的一项辅助检查。冠状动脉 CT 显像是近年来出现的新技术，特别是 64 排螺旋 CT、双源 CT 等超高速 CT 出现之后，才被广泛应用的技术。冠状动脉 CT 检查与普通的增强 CT 检查并没有区别，实际上是一种特殊的增强 CT 检查，也是从手臂的静脉里输入对比剂（造影剂），就像平时输液是一样的道理，然后开始对心脏进行扫描，通过软件重建冠状动脉的形态，因此几乎没有创伤性，非常安全。

冠状动脉 CT 检查对冠状动脉狭窄的判断大部分与冠状动脉造影相似，只是有少数对狭窄的夸大或缩小作用，如狭窄较轻而显示的略重。冠状动脉 CT 检查如果显示的冠状动脉正常，则可以基本肯定冠状动脉没有狭窄，极少有假阴性的情况出现，但冠状动脉 CT 检查不能完全等同于冠状动脉造影，冠状动脉造影看到的是血管腔，而冠状动脉 CT 检查看到的不仅是管腔，还有管壁，因此冠状动脉 CT 检查能提供更多的信息，冠状动脉 CT 检查可以了解动脉斑块的性质、大小、软硬、钙化、长度、范围等，可以说冠状动脉 CT 检查是冠心病的侦察兵。当然，冠状动脉 CT 检查并非十全十美，分辨率与冠状动脉造影相比相差还很多，钙化明显降低了冠状动脉 CT 检查的准确性，对于心律失常尤其是房颤患者是冠状动脉 CT 检查的一大盲区，较高的假阳性率导致其阳性预测价值相对偏低，同时冠状动脉造影如果发现冠状动脉狭窄可以直接进行介入治疗，而冠状动脉 CT 检查只是一种检查手段，冠状动脉 CT 检查并不能代替冠状动脉造影。

30 什么是冠状动脉造影？
有什么临床意义？

咨询： 我今年 49 岁，最近一段时间总感觉胸闷不舒服，到医院做了几次心电图检查，并无明显异常发现，医生建议我再做冠状动脉造影，以明确是否患有冠心病，我听说过这种检查，但并不是太了解，请问**什么是冠状动脉造影？有什么临床意义？**

解答： 这里首先告诉您，医生让您做冠状动脉造影检查是合适的。冠状动脉造影是当今用来诊断冠心病的较先进技术，其方法是医生从患者大腿根部的股动脉或上臂的肘动脉，送入一根导管，在 X 线的帮助下，将导管的尖端一直送到心脏的冠状动脉，然后注入高比重的造影剂，对左右两个冠状动脉进行造影检查，以便清晰分辨冠状动脉及其分支有无狭窄、狭窄的部位及程度如何，以及侧支循环与左心室功能情况的一种检查方法。

冠状动脉造影是诊断冠心病的"金标准"，可以明确冠心病的诊断。对于有不典型心绞痛症状，临床难以确诊，尤其是治疗效果不佳者，以及中老年患者心脏扩张、严重心律失常、心力衰竭、心电图异常，怀疑有冠状动脉病变或畸形，但无创检查结果不能确诊者，冠状动脉造影可提供有力的诊断依据。对无症状但运动试验明显阳性（ST 段压低 ≥ 0.2 毫伏），特别是对运动核素心肌灌注亦阳性者，以及原发性心脏骤停复苏者，亦应进行冠状动脉及左心室造影检查，以明确诊断。

对临床上确诊的冠心病患者，在内科保守治疗不佳而考虑采用经皮冠状动脉腔内成形术（PTCA）、冠状动脉内支架置入术或主动脉－冠状动脉旁路移植术时，必须先进行冠状动脉及左心室造影，明确冠状动脉狭窄的部位、程度以及左心室的功能情况，以正确选择适应证，制定治疗方案。

尽管冠状动脉造影是诊断冠心病的"金标准"，但毕竟是一种有创诊断技术，且需要熟练的技术和良好的设备条件，操作不慎可发生严重并发症甚至死亡，因此限制了它的广泛应用，在基础医院还很少开展。

31 为什么得了冠心病别不在乎？

咨询： 我爱人半年前查出患有冠心病，医生交代别不在乎，一定要按时服药，定期复查，不舒服时及时就诊。我平时身体很好，几天前单位体检时发现心肌缺血，医生怀疑是冠心病，也交代别不在乎，让进一步检查。请问冠心病严重吗？为什么得了冠心病别不在乎？

解答： 这里首先告诉您，医生交代的一定要重视，得了冠心病别不在乎。虽然有些人在冠心病未发作时没有什么症状，但是千万别大意！冠心病病情严重时，患者连一些轻活都干不了，生活也离不开家人的照顾，不但不能养家糊口，还成了家庭的拖累，坚持正规治疗是缓解冠心病患者诸多身体不适、提高生活质量行之有效的方法。

因冠心病死亡的患者也不少。根据国家卫生计生委发布的2015年死亡统计数据，心血管疾病死亡占主要疾病死因的首位，而且农村心血管疾病死亡率高于城市，2015年我国农村居民和城市居民主要疾病死因构成比中，农村和城市心血管疾病死亡占比分别为45.01%和42.61%。在猝死者中，80%的猝死为冠心病引起的。

更可怕的是，有些患者甚至事先没什么先兆，就因冠心病而突然死亡。在冠心病患者中，很多是因为已经发生了心肌梗死或猝死才知道有冠心病的，而急性心肌梗死发病早期就死亡了的患者中有一半是在还没有到达医院就死去了，可见冠心病病情之严重，积极预防治疗的重要。

近年来，患冠心病的人越来越多，如今冠心病已不再仅仅是老年人得的病，中年人、青年人患冠心病的也多起来了，所以一定要积极地预防和控制冠心病。

32 冠心病的治疗原则和方法有哪些？

咨询： 我今年46岁，前天刚确诊患有冠心病，正在按医生的要求服用地奥心血康、洛伐他汀、肠溶阿司匹林治疗，听说治疗冠心病是有一定原则的，除药物治疗外，还有介入、手术等其他治疗方法，我想进一步了解一下，请问冠心病的治疗原则和方法有哪些？

解答：正像您所了解的那样，治疗冠心病是有一定原则的，治疗冠心病的方法，除药物治疗外，还有介入治疗、手术治疗等。下面给您简要介绍一下冠心病的治疗原则和方法，希望对您有所帮助。

（1）冠心病的治疗原则：冠心病的治疗原则主要包括以下几点。①改善冠状动脉的血液循环，改善心肌缺血。②减少和防止冠状动脉痉挛。③避免诱发因素。④降低血液黏稠度。⑤保持血压在正常范围，高血压病患者需降压治疗，使血压保持在适宜的水平。⑥积极防治高脂血症，对高脂血症患者给予降血脂治疗。⑦积极预防治疗糖尿病，对糖尿病患者要降低、稳定血糖。⑧科学合理饮食，改善饮食结构，少吃高胆固醇食物。⑨保持规律化的生活起居，保持心情舒畅，积极参加运动锻炼，注意减肥。

（2）冠心病的治疗方法：冠心病的治疗方法有很多，除注意日常生活调理，做到合理饮食，保持心情舒畅和规律化的生活起居，积极参加运动锻炼，戒除吸烟饮酒，注意减肥外，还有药物治疗、介入治疗、手术治疗，以及针灸、按摩等中医独具特色的治疗方法。

药物治疗：药物治疗包括使用血管扩张剂、血管紧张素转换酶抑制剂、β受体阻滞剂、抗凝血药、溶血栓药、抗心律失常药、降血压药、降血脂药、降血糖药、营养心肌药以及中草药、中成药等。

介入治疗：介入治疗包括经皮冠状动脉腔内成形术、冠状动脉斑块旋磨术、冠状动脉斑块切吸术、冠状动脉内支架置入术、经皮冠状动脉激光成形术等，目前应用最广的介入治疗是经皮冠状动脉腔内成形术和冠状动脉内支架置入术。

手术治疗：手术治疗主要是指冠状动脉搭桥术，即冠状动脉旁移植术。

其他疗法：中医独具特色的针灸、按摩以及药物敷贴疗法对冠心病防治也是有益的。

33 如何正确选择冠心病的治疗方案？

咨询： 我今年58岁，患冠心病已多年，一直坚持服用治疗冠心病的药物，可不知为什么，最近一段时间常有胸闷胸痛发作，我很着急，家里人也很担心，听说冠心病不仅可服药治疗，还可做手术搭桥、放置支架等，请您告诉我如何正确选择冠心病的治疗方案？

解答： 这里可以明确告诉您，除注意日常生活调理，做到合理饮食，保持心情舒畅和规律化的生活起居，积极参加运动锻炼，戒除吸烟饮酒，注意减肥外，目前冠心病的治疗包括三大治疗方案，即药物治疗、冠状动脉介入治疗（球囊扩张加支架置入）和心外科的搭桥手术治疗，这三种治疗方案各有自己的特点和适应证，可以说是三驾马车并驾齐驱，临床中应根据冠心病患者的病情以及经济和医疗条件恰当选择。

在上述3种治疗方案中，药物治疗是最基本的治疗方法，一旦确诊为冠心病，在注意日常生活调理，做到合理饮食、戒除吸烟饮酒等的基础上，通常是需要用药物治疗并维持终身的，而且强调规范化的治疗。当药物治疗效果欠佳或无效时，建议应尽早做冠状动脉造影检查，对冠状动脉病变做出详细的评价，然后根据患者的冠状动脉病变情况，结合患者的经济状况以及当地的医疗条件，决定是否要选择介入治疗或外科搭桥手术治疗。

冠状动脉介入治疗相对来说创伤小、恢复快，能迅速解决冠状动脉的狭窄，改善心肌缺血，提高生活质量，现在国内很多医院都已经能够熟练开展，其缺点是费用高，部分患者不适合介入治疗（比如糖尿病血管弥漫性病变等），同时有一些冠心病患者会出现已扩开的血管再次出现狭窄（支架内再狭窄）的情况等。外科冠状动脉搭桥手术疗效可靠，但对医院的条件要求较高，同时花费较大，需要开胸手术，创伤也大，恢复时间较长，也有其不足之处。

根据您的病情，我建议尽早到条件较好医院的心血管科室找专科医生诊治，可考虑行冠状动脉造影、超高速 CT 扫描等检查，根据检查结果再决定下一步如何治疗。相信医生会在充分考虑您的病情、经济条件、当地医疗条件的基础上，给您提供一套或几套治疗方案，供您和家属选择。衷心希望您尽快找到理想的治疗方法，解除病痛，健康生活。

34 一旦发生心绞痛怎么办？

咨询：我今年43岁，体型肥胖，近段时间时常感到胸部闷痛，每于劳累或生气时加重，前天到医院就诊，经检查血脂、心电图等，确诊为高脂血症、冠心病，我知道冠心病如果不注意治疗很容易引发心绞痛，我要问的是**一旦发生心绞痛怎么办？**

解答：正像您说的那样，冠心病患者若不注意很容易引发心绞痛，一旦发生心绞痛应该怎么办这个问题有很多冠心病患者都问过，现简要回答如下。

典型的心绞痛大多发生在胸部正中的胸骨后、心前区手掌大小的范围，疼痛可放射至左臂、肩、颈、下巴及手指等。患者感到紧缩样、压迫样、烧灼样疼痛，伴有窒息感和恐惧感。心绞痛大多发生在运动中，如快走赶路，挑着或提着重东西走路，或干重体力活的过程中发生，休息后3~5分钟缓解，或含服硝酸甘油后1~3分钟缓解。可在全天任何时候发作，特别易在清晨运动时发作。心绞痛可数天或数星期发作1次，也可1天内发作几次。劳累、情绪激动、饱餐后、寒冷、吸烟、心动过速等均可引发心绞痛。

发生心绞痛后，应根据下述处理方法进行抢救，但若疼痛发作时间超过30分钟，自己用3次硝酸甘油不能缓解疼痛，应考虑可能发生了心肌梗死，必须紧急呼救拨打急救电话，或迅速将患者送往医院急救。心绞痛的抢救处理方法是：①患者和周围人都应保持镇静，不要慌乱，以免因情绪紧张而造成患者需氧量增加，加重心绞痛的病情。②不论在何种场合，患者都应停止正在进行的活动，原地休息，不可再增加活动量。③立即找出常备的或随身携带的急救药物，舌下含服 1~2 片硝酸甘油，一般 1~3 分钟即可缓解；若未能缓解，隔 5 分钟再含服 1 次，可连服 3 次，也可使用治疗心绞痛急性发作的其他类型药物，如硝酸异山梨酯气雾剂，同时可将 300 毫克阿司匹林片嚼碎服下，如患者烦躁不安还可口服 1 片（2.5 毫克）安定。④周围人可用手轻轻按摩患者前胸部，或用热水袋热敷前胸，患者可做几次深呼吸，对改变身体的缺氧状态有帮助。⑤心绞痛如在室内发生，应立即开窗通风，保持室内空气新鲜充足，解开患者衣领，去除领带，家中有氧气的立即给患者吸氧。

心绞痛缓解后，若以往尚未经医生诊断，或既往从未发作过心绞痛，或本次发作的感觉与以往的发作明显不同，患者都应立即去医院看病；已经被医生诊断为冠心病的患者，应找出引发本次心绞痛发作的诱因，如爬坡、情绪激动、饮酒等，以便在今后的生活中注意避免这些诱因，防止心绞痛再发。

需要说明的是，有小部分的患者心绞痛发作时症状并不典型，常因疼痛处远离心脏而被忽视，以为是其他小病，随便吃点药应付，容易贻误病情的医治和抢救，应引起足够的重视。有些疼痛表面上看好像和心绞痛不沾边，实际上关系密切，很多因劳累、情绪激动引起，呈阵发性。

35 发生急性心肌梗死怎么办？

咨询：我们小区的老刘，今年48岁，平时身体很好，昨天因急性心肌梗死抢救不及时去世了，我听说后也很担心，因为我患冠心病已经多年，并且近段时间心绞痛发作频繁，我知道急性心肌梗死的现场急救是非常重要的，请您告诉我发生急性心肌梗死怎么办？

解答：的确，急性心肌梗死的现场急救非常重要。急性心肌梗死发病急、病情重、发展快、病死率高。急性心肌梗死患者在发病1小时内，若处置及时、正确，就会大大降低病死率，所以应引起高度重视，尽早进行抢救治疗。

急性心肌梗死的现场急救是非常重要和必要的，往往可以起死回生。因此，对于急性心肌梗死患者，无论是在家中、工作单位、公共场所或是在旅游途中，都要一边给予现场急救，一边迅速通知最近的医疗单位或急救中心前来救治，千万不要搬动患者，也不要陪患者步行或坐车上医院，否则不仅会延误抢救时机，促使心肌梗死的面积扩大，而且还有可能使患者发生致命的心律失常而猝死。

发生急性心肌梗死后，正确的做法是紧急拨打急救电话呼救，在呼救的同时还应采取以下急救措施。

（1）患者立即停止一切活动，原地坐下或躺下安静地休息，也可原地蹲下。不要紧张，精神要放松。切忌他人扶着患

第一章 正确认识冠心病

57 ◇

者走动。更禁止患者自行奔走或步行、骑自行车、自行乘车去医院。他人不要搬动患者，即使患者倒在地上也不要将其搬到床上。

（2）打开急救盒，让患者立即含服1~2片硝酸甘油，若无效3~5分钟后再次使用，并每3~5分钟服用1次。也可配合应用速效救心丸、复方丹参滴丸等急救用中成药。同时将300毫克阿司匹林片嚼碎服下。对精神紧张、恐惧或焦虑不安的患者，可让其口服1片安定（2.5毫克）。

（3）立即开窗通风，保持室内空气新鲜。同时解开患者的衣领、裤带、胸罩等。如家中有氧气袋或供氧箱，立即让患者吸氧。不要忘记往患者口中塞一条软布，防止患者将舌头咬伤。

（4）可配合采取一些简单的中医疗法，如迅速用拇指点按患者内关穴（伸臂仰掌腕横纹正中直上2寸处）及间使穴（腕横纹正中上3寸处），也可针刺人中、内关等穴。

（5）随时注意患者的心跳和呼吸情况，将中指和食指放在喉结处，然后向耳下方移动手指，由突起处移动大约1厘米即可至凹下处，此时应该可以触摸到颈动脉的搏动。如果操作正确而触摸不到颈动脉搏动，说明心跳停止。将耳朵贴在患者的嘴和鼻子边，仔细听是否有喘息声，如听不到喘息声，说明呼吸停止。如患者心跳停止，应立即进行胸外心脏按压。并一直坚持抢救，不要放弃，直到救护人员到来。

36 药物治疗冠心病的目的是什么？
治疗冠心病的药物主要有哪几类？

咨询： 近段时间我总觉得胸部憋闷不舒服，昨天到医院就诊，经检查确诊为冠心病，医生让我服用辛伐他汀、肠溶阿司匹林，我知道治疗冠心病的药物有很多种，不论用什么药都是有目的的，请问**药物治疗冠心病的目的是什么？治疗冠心病的药物主要有哪几类？**

解答： 的确像您知道的那样，治疗冠心病的药物有很多种，不论用什么药都是有目的的。药物治疗是防治冠心病的最重要措施，是冠心病治疗的支柱。药物治疗冠心病的目的是通过用药改善心肌缺血，增加血氧供应，减低心肌耗氧量，缓解冠心病胸闷、心慌等症状，治疗高脂血症、高血压等相关危险因素，改善血管内皮功能，延缓病变进展，减轻或消除冠状动脉的结构和功能性狭窄或阻塞，保护心肌功能，以预防心肌梗死和猝死，改善冠心病的预后，提高患者的生活质量，延长寿命。

临床上用于治疗冠心病的药物有很多，归纳起来主要有以下8类：①抗血小板黏附和聚集药物，如阿司匹林、氯吡格雷等。②硝酸酯类药物，如硝酸甘油、二硝酸异山梨酯等。③β受体阻滞剂，如美托洛尔、阿替洛尔等。④钙离子拮抗剂，如硝苯地平、氨氯地平等。⑤调节血脂药物，如阿托伐他汀、辛伐他汀等。⑥血管紧张素转换酶抑制剂，如依那普利、贝那普利等。⑦其他心脏病用药，如代谢性药物曲美他嗪、钾通道开放剂尼可地尔等。⑧治疗冠心病的中药制剂，包括中药汤剂、中成药、外用中药等，其中中成药如复方丹参滴丸、麝香保心丸、速效救心丸、复方丹参片及辨证应用中药汤剂较为常用。

心绞痛较之心肌梗死在冠心病中明显多见，是冠心病治疗用药的"主力军"。心绞痛的治疗目标为：①预防心肌梗死和死亡，改善预后。②减轻症状和缺血发作，改善生活质量。根据心绞痛的治疗目标，心绞痛的治疗用药分为改善症状药物（如硝酸酯类、钙离子拮抗剂、β受体阻滞剂）、改善预后药物（如阿司匹林、他汀类降脂药物、血管紧张素转换酶抑制剂、β受体阻滞剂）等。有人认为代谢性药物曲美他嗪、钾通道开放剂尼可地尔也适用于各类型心绞痛，是既能有效控制症状又能改善预后的药物。

37 冠心病患者家中应常备哪些急救药品？

咨询： 我今年56岁，因胸部憋闷疼痛到医院就诊，经检查心电图、冠脉CT等，诊断为冠心病，正在服用复方丹参滴丸、辛伐他汀、肠溶阿司匹林等药治疗，听说冠心病患者家中应准备一些急救药品，以备急用，请您告诉我冠心病患者家中应常备哪些急救药品？

解答： 冠心病发病急促，处理不当有生命危险，发病时及时服用急救药物可以有效缓解病情，给抢救治疗提供机会，因此冠心病患者家中准备一些急救药品，以备在急性发病时使用，是十分必要的。

具体到每个冠心病患者，家中需要常备什么急救药品，应当向医生咨询，不过最基本、最常用的急救药品主要包括阿司匹林、舌下含服的药片、口腔吸入的药物以及鼻腔吸入的药物这几种类型，通常应当常备。

（1）阿司匹林：如突然发生胸痛，怀疑心肌梗死，立即嚼服 300 毫克阿司匹林，与不用药相比，可使死亡的危险减少24％。

（2）舌下含服的药片：如硝酸甘油片，舌下含化 1~2 片，可有效缓解心绞痛，一般 1~3 分钟见效。

（3）口腔吸入的药物：如硝酸异山梨酯气雾剂、口腔喷雾剂等，使用时患者张开嘴，把气雾剂或喷雾剂对准口腔喷雾，约 3 分钟内见效，能有效缓解心绞痛的症状。

（4）鼻腔吸入的药物：如亚硝酸异戊酯，该药是极易气化的液体，心绞痛发作时用手帕包裹装药的容器，将容器拍破，立即放到鼻孔吸入，约 10~15 秒钟就能缓解心绞痛的症状。

需要指出的是，有相当一部分患者心绞痛发作时首选的急救药是速效救心丸、复方丹参滴丸等中成药，而不是硝酸甘油，实际上虽然中成药制剂也有一定的疗效，但不是最佳选择，硝酸甘油仍是目前治疗心绞痛最好的、首选的急救药。

家中常备的急救药应该放在容易取到的地方，装药的瓶盖要容易开启，以免发病时找不到、打不开，耽误了急救。同时外出时要随身携带急救药品，就连到附近买东西也不要忘记带上。

38 硝酸甘油有什么作用？

咨询： 我今年 54 岁，患冠心病已经多年，每次去医院看病，医生都要交代我注意随身携带硝酸甘油片，以备发生心绞痛时应用，前一段时间住院，医生给我静脉滴注的也有硝酸甘油，我想进一步了解一下有关硝酸甘油的知识，请您告诉我硝酸甘油有什么作用？

解答： 作为冠心病患者，医生让您随身携带硝酸甘油片、住院时给您静脉滴注硝酸甘油并不奇怪，因为硝酸甘油是防治冠心病心绞痛和心肌梗死最重要的药品之一。

硝酸甘油能直接松弛血管平滑肌，扩张冠状动脉及周围血管，改善心肌内血流分布，增加心肌缺血区的血流量，可使缺血心肌得到血液供应，并能解除冠状动脉痉挛，是治疗冠心病心绞痛及心肌梗死的最重要药物。硝酸甘油传统的给药途径是舌下含化和静脉给药，近年来又有几种新制剂和给药途径在临床应用，如硝酸甘油口服缓释剂、硝酸甘油喷雾剂、皮肤给药的硝酸甘油油膏和油膜、直肠给药的硝酸甘油栓等。经大量临床验证，硝酸甘油不仅对心绞痛有明显的疗效，而且对急性心肌梗死患者在缓解疼痛、缩小梗死面积、减少并发症、控制充血性心力衰弱和肺水肿等方面，疗效确切，因此医生常将硝酸甘油作为治疗冠心病心绞痛和心肌梗死的首选药，很多冠心病患者视硝酸甘油为"救命药"而随身携带或放在床边案头。

　　硝酸甘油是一种亚硝酸盐，挥发性强，遇光见热都极易分解失效，所以应放在棕色小玻璃瓶内密闭，放置于阴凉处保存，其有效期为 1 年。需要说明的是，有相当一部分冠心病患者在心绞痛发作时首选的急救药是速效救心丸或复方丹参滴丸，而不是硝酸甘油，实际上，上述中成药的疗效并没有硝酸甘油来得快，二者结合使用其效果常会更好。

39 如何正确使用急救药硝酸甘油？

　　咨询：我今年 48 岁，平时能吃、能睡、能劳动，自认为身体不错，近半年来时常感到胸闷、胸痛，3 月前确诊为冠心病，入冬以来已几次心绞痛发作，但服用硝酸甘油急救效果并不太好，听病友说硝酸甘油不能整粒吞咽下去，请问如何正确使用急救药硝酸甘油？

　　解答：硝酸甘油常用的剂型是片剂和注射用针剂，注射用针剂通常是在医院由医生开具医嘱、护士遵照医嘱操作应用的，这里不再介绍，着重给您说一说硝酸甘油片的正确用法。

　　硝酸甘油片确实有其特殊的用法，不仅不能整粒吞咽下去，含服也有其技巧。您几次心绞痛发作，但服用硝酸甘油片急救效果并不好，很可能是硝酸甘油使用方法不正确造成的。

　　硝酸甘油片的正确使用方法是将药片咬碎放在舌下含服，而不应是舌上含服，更不应该整粒吞咽下去，因为舌头上面有舌苔和角化层，舌上含服不利于药物吸收，整粒吞咽下去更难迅速发挥药效。若口腔中唾液少，服药前可先喝点水，含服硝酸甘油时应采取靠坐在沙发或靠背椅上的姿势，不要站着含药，以防突然晕倒，也不要平躺着含药。此外，心绞痛容易发生在运动、赶路、参加活动、排便以及过性生活等情况下，可在从事这些活动前半小时服用硝酸甘油片，以预防心绞痛的发生。

在服用硝酸甘油时，应注意用药要及时，心绞痛发作时，应在 1~15 秒钟内立即舌下含服，有的人认为"是药三分毒""药吃多了会产生耐药性"，心绞痛发作时采取忍耐、坚持的做法，这样做危害很大。同时硝酸甘油服用的剂量要足够，心绞痛发作时含服硝酸甘油 1 片（0.5 毫克），如心绞痛 5 分钟未能缓解，应毫不犹豫地再含 1 片，可以连续含服 3 次。一般来说，15 分钟内服用 3 片还不见效或很快复发，要考虑是急性心肌梗死的先兆，应尽早由医生进行救治。

另外，硝酸甘油能使颅内压和眼压升高，青光眼、脑出血、头颅外伤以及低血压、休克者禁用，否则可加重病情，严重贫血和肝肾功能受损者应慎用。

40 为什么说阿司匹林是
治疗冠心病的"基石"？

咨询： 我今年 59 岁，患冠心病已 10 多年，每次到医院看病，医生都会问我是否在坚持服用阿司匹林，并说阿司匹林是治疗冠心病的"基石"，我不太明白，阿司匹林说明书上明明写的是抗血小板凝聚药啊，我想知道<u>为什么说阿司匹林是治疗冠心病的"基石"？</u>

解答： 血小板是体内最小的血细胞，血小板的主要功能是促进止血和加速凝血，血小板在止血和凝血过程中能够形成血栓堵塞创口。冠心病发病的基础是冠状动脉粥样硬化，当冠状动脉粥样硬化斑块破裂后，血小板就会在破裂处聚集形成血栓，血栓的形成使得动脉血管的管腔狭窄而引发冠心病。为了防止血小板凝聚而使血栓形成，就需要服用抗血小板凝聚的药物，这就是防栓抗栓，防栓抗栓可以减少冠心病的发生和复发，以及冠心病引起的死亡。

阿司匹林是目前世界上应用最多的抗血小板凝聚药物，能够有效防栓抗栓，被世界卫生组织推荐为预防和治疗心脑血管疾病的首选药物，被誉为治疗冠心病的"基石"。长期服用阿司匹林，可以保护特别容易患心血管疾病的人，包括大多数容易患心绞痛、心肌梗死、脑卒中、脑缺血的人。长期服用阿司匹林能减少心血管疾病的发生和复发，以及心血管疾病引起的死亡。长期服用阿司匹林能使发生心肌梗死的危险下降约 1/3，使发生脑卒中的危险下降约 1/4，使因血管疾病而死亡的危险下降约 1/6。

通常认为高血压患者、糖尿病患者及初期糖尿病患者，以及具有血脂异常、肥胖、心血管病家庭史、不良生活习惯等 3 种以上与冠心病的发生有关系的危险因素者，都应根据病情的需要服用阿司匹林。急、慢性冠心病患者无论有无症状均应使用阿司匹林，接受过冠心病手术治疗的患者应长期服用阿司匹林。

需要说明的是，阿司匹林对胃有不良刺激，现在多用肠溶阿司匹林以减轻对胃的刺激作用。长期服用阿司匹林的最佳剂量是每天 75~100 毫克，采用饭后吞服的方法服用。由于阿司匹林有诸多的不良反应，所以在用前应咨询一下医生，在医生的指导下服用，比如孕妇、哺乳期妇女就不宜使用阿司匹林，高血压患者应在血压控制后开始服用阿司匹林，否则有发生脑出血的危险。

41 急性心肌梗死早期溶栓有什么益处？

咨询： 我父亲患冠心病多年，前天突发心前区剧烈憋闷疼痛，家人随即将他送医院诊治，医生说是急性心肌梗死，幸好来得早，还可以进行溶栓治疗，不然危险性就大了。我也患有冠心病，很担心会得急性心肌梗死，我想知道急性心肌梗死早期溶栓有什么益处？

解答：急性心肌梗死主要是由于在动脉粥样硬化的基础上形成血管内血栓，使供应心肌组织的血流被阻断，致使心肌缺血坏死，因此其治疗的关键在于及时再灌注心肌，早期恢复已经闭塞的冠状动脉血流。

在急性心肌梗死起病 3~6 小时最多 12 小时内，使闭塞的冠状动脉再通，心肌得到再灌注，濒临坏死的心肌可得以存活或使坏死范围缩小，对梗死后心肌重塑有利，预后改善，是一种积极的治疗措施。在再灌注心肌治疗方法的选择上，主要有介入治疗、溶栓疗法和紧急主动脉－冠状动脉旁路移植术 3 种。介入治疗和紧急主动脉－冠状动脉旁路移植术要求条件较高，所以在基层医院溶栓疗法应用最为普遍，对于无条件施行介入治疗或因患者就诊延误、转送患者到可施行介入治疗的单位将会错过再灌注时机，如无禁忌证应立即（接诊患者后 30 分钟内）行溶栓疗法。

急性心肌梗死早期溶栓益处多多，溶栓疗法是急性心肌梗死急性期治疗的主要方法之一，是恢复冠状动脉血流的一种方法，它可以将血栓溶解，使冠状动脉再通，使心肌重新得到血液的灌注，缩小心肌梗死的范围，挽救濒死的缺血心肌，改善心肌功能，降低病死率，并能改善长期预后。溶栓疗法要求于发病 12 小时内，最好在发病 6 小时以内进行。若发病大于 12 小时（但仍在 24 小时以内），患者仍有严重的进行性胸痛以及心电图提示有心肌坏死改变者，也可考虑溶栓。如果发病超过了 24 小时，心肌已经完全坏死，无法挽救，且会大大增加溶栓引起出血的风险，这时就不宜再行溶栓治疗了。当然溶栓疗法也有其风险，如可增加出血的危险性，可导致过敏、低血压以及发热等，治疗前应进行认真评价，权衡利弊，谨慎使用。

42 冠心病患者有必要服用降脂药物吗？

咨询： 我今年44岁，半月前刚查出患有冠心病，医生给我开的药有肠溶阿司匹林片、复方丹参片和洛伐他汀胶囊，让我服用肠溶阿司匹林和复方丹参片我理解，但让我服用洛伐他汀我就不太明白了，因为洛伐他汀是降血脂药，请问冠心病患者有必要服用降脂药物吗？

解答： 医生让您服用降血脂药洛伐他汀是恰当的，因冠心病患者很有必要服用降脂药物。有关研究表明，血脂增高，冠心病的发病率也增高，且血脂升高的幅度与冠心病的发病率、病死率以及病变的严重程度密切相关，冠心病患者适当应用降血脂药物，能减慢动脉粥样硬化病变的进展，稳定冠状动脉粥样硬化易损的斑块，减少冠心病患者心绞痛、急性心肌梗死、猝死的发生率和病死率。

值得一提的是，也有临床研究没有得出服用降血脂药物降低冠心病死亡率的结论，原因可能有患者数量不够多，服药时间不够长，观察年限不够久，降脂幅度不够大，患者冠状动脉粥样硬化病变过于严重，已经不可逆转等多种因素。但另一方面也说明了冠心病是一种与多因素有关的慢性进展性疾病，具体的危险因素在不同患者身上其危害性轻重不一，单单控制一种危险因素的收效可能有限。尽管如此，不能否定高胆固醇血症与冠心病的相关性，以及调脂治疗对于延缓冠心病病情发展、改善生存率的重要性，冠心病患者服用降脂药物是很有必要的，应用降脂药物是防治冠心病的一个重要方面。

43 为什么他汀类药物是首先要选用的降脂药物？

咨询：我今年48岁，患有高脂血症和冠心病，服用的降脂药物是洛伐他汀，我邻居冯师傅也患有冠心病，他服用的降脂药是辛伐他汀，听说降脂药有很多，而他汀类药物是首选降脂药，我想知道为什么他汀类药物是首先要选用的降脂药物？

解答：的确，他汀类药物是降脂的首选药物。他汀类药物的降脂和防治冠心病的作用可与70多年前青霉素用于一些细菌感染性疾病的治疗而引发的那场医学革命相提并论。他汀类药物的使用可誉为"他汀革命"，它开创了冠心病防治的新纪元，因为在他汀类药物问世之前，人们用了种种方法，血脂异常都没有得到有效的遏制，而他汀类药物的使用，大大改变了调脂治疗的局面。

临床药物试验显示，他汀类药物降低总胆固醇、坏胆固醇（低密度脂蛋白－胆固醇）的作用强，疗效确切，是目前已知最有效地降低坏胆固醇的药物，服用他汀类药物后，坏胆固醇降低的幅度越大，服用时间越长，心肌梗死、脑卒中等不良事件的发生越少；他汀类药物可以减少血栓形成的危险，这就进一步减少心肌梗死、脑卒中等不良事件的发生；服用他汀类药物使得严重的冠心病患者数量减少。正是由于他汀类药物有以上作用，才可以有效降低冠心病的死亡率和致残率。

44 血管狭窄到什么时候需要放支架？

咨询：我患冠心病已多年，近段时间频繁发生心绞痛，前天到医院就诊，医生建议我住院做冠状动脉造影，说如果狭窄超过 70% 就要考虑放支架，可还有医生说狭窄超过 70% 也不一定要放支架，需要综合考虑，请您告诉我到底血管狭窄到什么程度需要放支架？

解答：冠状动脉狭窄多少应该放置支架？是不是冠状动脉狭窄超过 70% 就要考虑放置支架？经常有人像您一样问这样的问题，其实当今冠心病放置支架实在是太多、太滥了。冠心病是否需要放置支架是一个复杂的问题，冠状动脉狭窄超过 70% 只是其中的一个因素，临床中需要根据患者的病情，冠状动脉病变的狭窄程度、病变的稳定性及病变部位等情况，由心脏专科医生综合分析后才能确定是否需要进行放置支架治疗。

首先要说明的问题是为什么要在冠状动脉里放置支架，支架这东西不是金牙，放一个在心脏里会让您显得高大上。放置支架的核心目的是为了让冠心病患者能活得更久，生活得更好。对于有严重的冠状动脉狭窄的患者来说，虽然单纯服药可以减轻症状，但想让已经狭窄的血管重新变得十分通畅是不现实的，目前让冠状动脉重新通畅的方法，主要就是冠状动脉介入治疗和冠状动脉搭桥治疗。由于冠状动脉搭桥治疗创伤和风险较大，并且花钱太高，对于大部分冠心病患者来说不是首选，因此冠状动脉介入治疗成为目前最流行的冠心病治疗技术。

在没有发明支架时，对于狭窄的冠状动脉血管是靠单纯球囊扩张，这样虽然能够让狭窄的血管比原来扩大，但由于血管的弹性回缩和斑块的生长，术中即刻效果和远期效果很不理想。金属裸支架发明以后解决了血管壁的支撑问题，但远期再狭窄率仍高达 30% 以上。于是涂有抑制再狭窄药物的药物涂层支架诞生了，这大大降低了再狭窄的问题，但是较细的血管和分叉部位病变的支架再狭窄率仍然较高。那么冠状动脉狭窄超过 70% 要放置支架这个说法又是怎么来的呢？这是基于一个推测，当血管直径狭窄 70%，血管面积狭窄大约是 90%，冠状动脉血液的供应将无法满足需要，就需要处理了。其实这是支架应用早期，医生们的经验和相关研究资料较少，医生们只能根据理论指导采取方法。实际上这些年来介入科医生的经验不断积累，相关指南和专家共识也不断推出，冠状动脉支架的置入指征也在不断细化，更加合理和准确，但要向冠心病患者解释清楚也更加困难了，有些医生为了便于解释，就会采取最早的冠状动脉狭窄超过 70% 就要放置支架的说法。

实际上，目前冠状动脉支架置入要考虑患者的症状，病史变化，心电图、心脏彩超、心电图运动负荷试验等辅助检查，造影所显示的冠状动脉血流动力学情况、病变的位置、狭窄的长度、分叉的情况以及斑块的稳定性等诸多的信息，必要时还要在术中安排血管内超声、冠状动脉血流储备等检查进一步明确有无支架置入的指征，征得患者及家属的同意后，谨慎做出抉择。冠状动脉支架置入一定要慎之又慎，通常情况下，如果认为这个支架可装可不装，应当劝患者先尝试用药物调整，如果症状控制不了，才考虑置入支架。总之一句话，不要简单的把狭窄程度作为支架置入的标准，是否需要置入支架需要由医生综合考虑，对冠心病患者来讲，要么您信任您的主管医生让他决定，要么再换一家医生重新找一个您信赖的医生咨询一下，与医生认真沟通后再做出判断。

45 冠心病患者植入支架后就可以万事大吉了吗？

咨询：我近段时间时常感到胸部憋闷不舒服，前几天到医院就诊，经检查心电图、冠脉CT等，确诊为冠心病，医生建议我放置支架治疗，由于当时就诊的患者太多，我没有问清楚，我想知道是不是置入支架病就好了，冠心病患者植入支架后就可以万事大吉了吗？

解答：这里首先告诉您，冠心病患者植入支架并不代表病就完全好了，植入支架后切不可认为就万事大吉了。

毫无疑问，支架是冠心病患者的福音，急性心肌梗死患者如及时放入支架，就可以将死亡率降低到5%~6%，非急、重症的心绞痛患者，如能放入支架也可缓解症状，并提高体力活动能力，但放置支架毕竟只能算是一种急救治疗手段，而不是

"保命符"。对于已经获救的心肌梗死患者，最重要的是二级预防——防复发。一级预防是没发病时去防病，那么二级预防就是在发病后防止"二进宫"，即预防再复发。放置支架后，在心血管专科医生的指导下按时服用药物，坚持合理健康的生活方式，才能延缓甚至逆转冠心病的发展，防止心绞痛、心肌梗死再次发生。况且放置支架后还可能出现血管再狭窄、堵塞的问题，为了预防血管再狭窄甚至堵塞，也需要坚持合理服用药物。

在冠心病患者中，有一部分在服用各种各样的"没有"副作用但作用也不确切的"无效药物"或保健品；有一些患者虽然服用的药物品种对了，但剂量太小或服用时间不对；还有相当一部分冠心病患者第一次发病后经过抢救没事了，就"好了伤疤忘了痛"，也不再去看病了，也不吃药了；更有一些患者，嫌天天服药太麻烦，吃吃停停，停停吃吃。以上这些都是极其有害的，是很危险的。

对已患冠心病并曾做过心脏介入放置支架或搭桥手术的患者来说，并不代表病就完全好了，植入支架或搭桥手术后也不要认为就可以万事大吉了，一定要注意改变不良的生活方式，坚持合理健康的生活方式，在此基础上坚持合理服用药物，并定期到医院就诊复查，以便及时发现病情的变化，得到正确的防病指导，尽最大可能避免病情反复，使之和正常人一样工作和生活。

46 置入支架与搭桥相比哪个治疗效果更好？

咨询： 我患冠心病已多年，虽然一直坚持服药治疗，可最近一段时间还是频繁发生心绞痛，昨天到医院就诊，医生建议我到上级医院做冠状动脉造影，必要的话可放置支架，我知道除了放置支架外，还可进行搭桥，请问置入支架与搭桥相比哪个治疗效果更好？

解答： 我这种情况是放置支架还是进行搭桥？置入支架与搭桥相比哪个治疗冠心病的效果更好？经常有冠心病患者像您一样提出这样的疑问，其实放置支架与搭桥相比没有哪一种更好而言，只要是适合的，就是好的。

除基础的药物治疗外，置入支架和搭桥是当今治疗冠心病最常用的两种方法，置入支架与搭桥两者各有所长，均有各自最佳的适应证，也各有其禁忌证，不可相互替代。简而言之，急性心肌梗死和不稳定型心绞痛患者首选支架治疗，对于慢性稳定型冠心病有较大范围心肌缺血证据的患者，支架治疗是缓解症状的有效方法之一。简单和局限性的血管病变是放置支架较好的适应证，缺点是置入支架部位有再次狭窄的可能。

相对于放置支架治疗，搭桥的适应证范围广泛，对于复杂病变，如多支弥漫病变，尤其合并糖尿病、三支病变、左主干病变、主要血管分叉处、心功能不全、心肌梗死后并发症如心室破裂、室间隔穿孔、二尖瓣关闭不全、室壁瘤、心室附壁血栓以及介入治疗不成功或不能处理所有病变的患者，搭桥是最佳选择。

总之，对冠心病患者而言，是置入支架或是进行搭桥，关键取决于病情的需要，选择适合自己的就是最好的。要看冠状动脉病变的部位和程度，患者要积极与医生进行沟通，根据病情和自己的经济状况以及当地的医疗条件，权衡利弊后，由医生和患者共同决定，是选择置入支架还是进行搭桥。

47 冠心病防治中的误区有哪些？

咨询： 我今年 50 岁，是冠心病患者，我知道冠心病是一种严重危害人们健康和生活质量的常见病、多发病，也清楚防治冠心病的重要性，听说有一些防治冠心病的做法是不恰当的，可以说是误区，请您告诉我冠心病防治中的误区有哪些？

解答： 正像您说的那样，在冠心病的防治过程中，确实有不少人在认识上存在误区而影响了正确地预防、治疗和调养。下面是常见的几种误区，生活中应注意纠正。

（1）对冠心病的危害认识不足：冠心病是严重危害人们健康和生活质量的常见病、多发病，其危害性是有目共睹的。然而，有的人却对冠心病的危害性认识不足，重视不足，忽视冠心病的防治，由此引发的诸如急性心肌梗死、心脏性猝死等突发事件时有发生。

（2）不知从源头上预防冠心病：积极预防治疗高血压、糖尿病、高脂血症、肥胖症等易于引发冠心病的基础疾病，从源头上预防冠心病，是防治冠心病发生的上上之策。有些人不知从源头上预防冠心病，直到出现自觉症状才想到预防的重要，其效果可想而知。

（3）忽视高危人群的干预治疗：重视对年龄偏大者、男性、吸烟者，以及患有高脂血症、高血压、糖尿病、肥胖症等冠心病的高危人群的干预治疗，做到早发现、早治疗冠心病，对避免发生严重心脏事件有重要意义，忽视高危人群的干预治疗有百害而无一利。

（4）不知从健康生活方式做起：健康的生活方式功在当代，利在千秋。建立健康的生活方式不仅可减少冠心病的发生率，而且可以减少高血压、糖尿病、高脂血症、肥胖症等其他生活方式病的发生率，要想减少冠心病的发生，必须从改变不良的生活方式做起。

（5）过分强调治疗而轻视预防：早在《黄帝内经》中就有"上工不治已病治未病"之说，预防应重于治疗。积极治疗对促进冠心病康复、改善患者的生活质量有重要意义，不过预防较其治疗显得更为重要，过分强调治疗而轻视预防是应当注意克服的错误认识。

（6）一味追求药物治疗的作用：药物是治疗冠心病的主要方法之一，但冠心病的治疗是综合的，在药物治疗的同时也不能忽视诸如饮食调理、戒除烟酒、保持心理平衡等其他非药物疗法，一味追求药物治疗的作用而忽视其他疗法是不会取得好的疗效的。

48 什么是冠心病的三级预防？

咨询： 我父亲患有冠心病，天天吃药，还时不时住院，我知道冠心病是严重危害人们健康和生活质量的常见病、多发病，也明白冠心病有遗传因素，所以很担心自己得上冠心病，听说冠心病是可以预防和控制的，并且有三级预防，请问<u>什么是冠心病的三级预防？</u>

解答： 正像您所知道的那样，冠心病是严重危害人们健康和生活质量的常见病、多发病，是当今人类健康的"头号杀手"，同时冠心病是可以预防和控制的，这里给您介绍一下什么是冠心病的三级预防，希望对您有所帮助。

所谓冠心病的三级预防，就是在还没有患冠心病时、已患冠心病时以及反复发作严重的心绞痛或心肌梗死这三个阶段，筑起三道防线，采取切实可行的措施进行防治。冠心病的三级预防就好像筑起的三道强大的防御冠心病的防线，可以降低冠心病发病的可能，有效控制冠心病，防止病情继续恶化，保证患者的生活质量，延长其寿命。

冠心病的一级预防主要是针对还没有患冠心病的人，目的是通过努力消除或控制与冠心病发生密切相关的可控制的危险因素，如高脂血症、高血压、糖尿病、吸烟、肥胖、缺乏运动、紧张焦虑、大量饮酒以及嗜食肥肉而膳食中缺少蔬菜水果等，从根源上预防冠心病的发生。具体措施是改变不良的生活习惯，即戒烟限酒，坚持适量运动，合理饮食，保持心态平衡，同时还要定期检测血压、血脂、血糖、体重，发现异常及时进行纠正，将血压、血脂、血糖、体重等各项指标控制在目标范围内。

冠心病的二级预防主要是针对已经患冠心病的患者，目的是使患者能够早期诊断和早期进行合理的治疗，预防这些患者的病情恶化或复发，避免出现心肌梗死和猝死等严重事件及严重的并发症。具体措施除一级预防的改变不良的生活习惯，将血压、血脂、血糖、体重等各项指标控制在目标范围内外，还应长期坚持治疗，使用有科学依据、有预防治疗作用的药物，并定期复查，及时得到医生的指导。

冠心病的三级预防主要是针对病情严重、反复发作严重心绞痛、心肌梗死的患者，目的是通过包括手术治疗在内的各种治疗措施，防止这些患者的病情继续恶化，保证患者的生活质量，延长其寿命。在冠心病的三级预防中，急性心肌梗死的心脏康复是很重要的内容，心脏康复的核心内容是在医生指导下改变不良生活习惯，控制冠心病的危险因素，这当中医患的密切配合、共同努力是十分重要的。

49 什么是冠心病防治的六条防线？

咨询： 我今年 55 岁，患冠心病已经多年，平时特别关注有关冠心病防治方面的知识，我知道冠心病有三级预防，前天从报纸上看到还有冠心病防治要把好六条防线的说法，我不清楚六条防线具体指的是什么，麻烦您给我介绍一下什么是冠心病防治的六条防线？

解答： 正像您所说的，除冠心病的三级预防外，我们时常还可以听到冠心病防治的六条防线的说法，那么什么是冠心病防治的六条防线呢？这里给您简要介绍如下。

所谓冠心病防治的六条防线，也就是将冠心病的三级预防具体化为六方面的措施，其具体内容是防危险因素、防发病、防事件、防后果、防复发、防治慢性心力衰竭。在冠心病的防治中若能把好这六条防线，冠心病的三级预防就会得到很好的落实和贯彻。

"防危险因素"是防治冠心病的第一条防线，是冠心病一级预防的核心内容。具体措施为从青少年起就培养良好的生活方式和心理素质，改变不良的生活方式，预防和冠心病发生有关的（诸如血脂异常、肥胖等）危险因素。

"防发病"是防治冠心病的第二条防线，主要针对已有高血压、糖尿病、高脂血症、肥胖者等，通过改变不良的生活方式和使用有科学依据、有预防作用的药物等，以预防这些具有冠心病发生危险因素的人发生冠心病。

"防事件"是防治冠心病的第三条防线。"事件"这里是指心肌梗死、猝死等，即心绞痛发作比较多的患者，应坚持使用阿司匹林、他汀类药物等，以使病情稳定、好转，预防恶化成急性心肌梗死或心脏性猝死。

"防后果"是防治冠心病的第四条防线，即突发急性心肌梗死后减少因心肌坏死而死亡的后果。"防后果"要求对急性心肌梗死等严重事件要有充分的思想准备，做到"早识别、早复苏、早除颤、早转送"。到达医院后医生会通过绿色通道及时进行溶栓或介入治疗抢救患者，避免死亡。

"防复发"是防治冠心病的第五条防线，即防止急性心肌梗死抢救成功后再次发生心肌梗死。"防复发"在冠心病防治中具有重要意义，具体措施是改变不良的生活习惯，坚持使用有科学依据、有预防作用的药物，合理安排其康复锻炼，注意情志调节等。

"防治慢性心力衰竭"是防治冠心病的第六条防线。心肌梗死后，坏死的心肌部分丧失了收缩力，使心脏功能大受影响，容易发生慢性心力衰竭，在临床中注意使用一些预防性的药物，则有利于预防心力衰竭的发生。

50 为什么中年是预防冠心病的关键时期？

咨询：我今年44岁，身体偏于肥胖，前天单位体检，发现我总胆固醇偏高，医生说中年是预防冠心病的关键时期，像我这种情况应当注意了，稍不留神就会得冠心病，我知道冠心病的严重性，很是担心，请问<u>为什么中年是预防冠心病的关键时期？</u>

解答：的确像体检时医生给您说的那样，中年是预防冠心病的关键时期，稍不留神就会得冠心病。人到中年，身体如同进入多事之秋，疾病比青少年时期明显增多。中年人冠心病也开始逐渐显现，我们时常可以听到："某某40多岁就经常出现心绞痛""某某50多岁患急性心肌梗死病故了"，就是这个道理。

中年时期是干事业的黄金时期，也是生活负担过重的时期，多数中年人上有老下有小，养家糊口的重担压在他们身上，所以很多人拼命赚钱，加班加点工作，造成精神过度紧张，体力透支。再加上很多中年人有不良嗜好，起居没有规律，吸烟饮酒，饮食没有节制，经常吃高脂肪饮食，缺乏运动锻炼等，致使肥胖症、高血压、高脂血症、糖尿病等逐渐落在他们的身上，动脉粥样硬化日益严重，冠心病则不可避免地显现出来。

中年时期动脉粥样硬化快速发展，突发心绞痛、急性心肌梗死甚至猝死的概率明显增加，如果在中年时期积极预防冠心病，及时改变不良的生活习惯，选择适宜的药物积极治疗和控制与冠心病密切相关的肥胖症、高血压、高脂血症、糖尿病等，会起到预防和控制冠心病的作用，因此，中年时期也是预防冠心病的关键时期。像您年龄上正处于中年，身体偏于肥胖，总胆固醇又高，这都是冠心病的危险因素，所以平时注意预防是十分必要的。

中年时期要强化冠心病的预防，首先要增强健康意识，掌握预防冠心病的知识，定期检测血糖、血压、血脂，在日常生活中注意控制冠心病的危险因素，纠正不利于心脏的生活方式，代之以对心脏有利的健康的生活方式，并注意力争使血糖、血压、血脂、体重等各项指标达到正常。如果已患有冠心病，还应遵照医生的嘱咐服用适当的药物，保持心情舒畅等。

第二章
中医治疗冠心病

　　提起中医，大家会想到阴阳、五行、舌苔、脉象等，认为中医知识深奥难懂，对疾病的认识与西医不同。本章采取通俗易懂的语言，讲解了中医是怎样认识冠心病的、冠心病的中医分型，以及中医治疗冠心病常用的方药、方法等，以便让大家了解一些中医防治冠心病的知识，合理选择中医治疗冠心病的药物和方法。

01 中医"四诊"指的是什么？
   什么是四诊合参？

咨询： 我是个冠心病老病号，近来总感觉上腹部胀满不舒服，吃饭也减少了，医生说是长期服西药伤胃了，让我找中医开中药调理一下，听他说中医与西医不同，诊断疾病要"四诊"，还要四诊合参，我想知道中医"四诊"指的是什么？什么是四诊合参？

解答： 长期服用西药确实容易"伤胃"，出现上腹部胀满不舒服、饮食减少等，这种情况用中药调理有很好的效果。正像你们村医说的那样，中医和西医有着不同的理论体系，中医诊断疾病是通过"四诊"来完成的，同时还要四诊合参，综合分析。这里给您简要介绍一下四诊和四诊合参，希望对您有所帮助。

中医所说的"四诊"，指的是望、闻、问、切四种诊察疾病的方法。望诊是用肉眼观察患者的神情、气色、形体、姿态，以及各种排泄物（如痰、粪、脓、血、尿等）来推断疾病的方法。闻诊是通过医生的听觉和嗅觉，收集患者说话的声音和呼吸、咳嗽等散发出来的气味等，以作为判断病证的参考。问诊则是医生通过跟患者或知情人说话沟通，以了解患者的主观症状、疾病发生及演变的过程、治疗经过等情况，作为诊断依据的诊断疾病的方法。切诊包括脉诊和按诊两部分，脉诊是通过切脉以了解患者所患病证的内在变化，按诊则是通过对患者的肌肤、手足、胸腹及其他部位的触摸按压，以了解疾病病情的一种诊断方法。

望、闻、问、切四诊，是中医诊断疾病的基本方法，都相当重要，清代喻嘉言在《医门法律》中明确指出"望、闻、问、切，医者不可缺一"。望、闻、问、切四诊，各有其独特的作用，不能相互取代，只能互相结合，取长补短，只强调某种诊法的重要性，而忽略其他诊法的做法，都是不正确的。四诊合参，就是把四诊获得的诊断资料，进行搜集整理，综合分析，由表及里，由此及彼，去粗取精，去伪存真，反复思考，推理判断，得出正确的诊断。望、闻、问、切四诊之间是相互联系，不可分割的，因此在临床运用时，必须将它们有机地结合起来，也就是要做到四诊合参。需要指出的是，随着科学技术的发展，医疗诊断设备日新月异，中医不可能停留在曾经的"三个指头、一个枕头"的观念上，也不能只依靠传统的"四诊"来诊断疾病，要与现代辅助检查密切配合，只有这样才能跟上时代的步伐，做到诊断疾病更精准，治疗疾病更得当，避免少走弯路，出现失误，提高临床疗效。

02 什么是整体观念？什么是辨证论治？

咨询：我前段时间因急性心肌梗死住院治疗，现在病情已好转并稳定，准备今天出院，因为身体还很虚弱，想配合中药调理一下，开中药时医生说中医诊治疾病与西医不同，强调整体观念和辨证论治，我不太明白，请您讲一讲什么是整体观念？什么是辨证论治？

解答：中医诊治疾病确实与西医不同，中医诊治疾病强调整体观念和辨证论治，这是中医学的基本特点所在。有关整体观念和辨证论治的内容有很多，同时有些内容不好理解，这里只能给您简单说一下，如果您感兴趣的话，可以再看看有关的书籍。

整体就是统一性和完整性，中医学非常重视人体本身的统一性、完整性及其与自然界的相互关系，它认为人体是一个有机的整体，构成人体的各组成部分之间，在结构上是不可分割的，在功能上是相互协调、相互为用的，在病理上是相互影响着的。同时也认识到人体与自然环境有密切的关系，人类在能动地适应自然和改善自然的斗争中，维持着机体的正常生命活动。这种内外环境的统一性，机体自身整体性的思想，称之为整体观念。整体观念是古代唯物论和辨证法思想在中医学中的体现，它贯穿到中医生理、病理、诊法、辨证、治疗等各个方面。

辨证论治是中医认识疾病和治疗疾病的基本原则，是中医学对疾病的一种特殊的研究和处理方法，也是中医学的基本特点之一。证与症状不同，是机体在疾病发展过程中的某一阶段的病理概括，它包括了病变的部位、原因、性质，以及邪正关系，反映出疾病发展过程中某一阶段的病理变化本质，因而它比症状更全面、更深刻、更正确地揭示了疾病的本质。所谓辨证，就是将望、闻、问、切四诊所收集的资料、症状和体征，通过分析、综合，辨清疾病的原因、性质、部位，以及邪正之间的关系，概括、判断为某种性质的证。论治，又称施治，则是根据辨证的结果，确定相应的治疗方法。辨证是决定治疗的前提和依据，论治是治疗疾病的手段和方法。通过辨证论治的效果可以检验辨证论治的正确与否。辨证论治的过程，就是认识疾病和解决疾病的过程。辨证和论治，是诊治疾病过程中相互联系又不可分割的两个方面，是理论与实践相结合的体现，是理法方药在临床上的具体运用，是指导中医临床工作的基本原则。

03 中医是怎样认识冠心病的？

咨询：我今年50岁，近段时间常感觉胸部憋闷不适，昨天到医院就诊，经检查确诊为冠心病，我知道冠心病是西医的病名，中医和西医有着不同的理论体系，中医学的"胸痹"和"真心痛"相当于冠心病，请您介绍一下中医是怎样认识冠心病的？

解答：首先给您说明一下，中医的理论深奥难懂，但愿下面的介绍能对您有所帮助。冠心病是冠状动脉粥样硬化性心脏病的简称，是指冠状动脉粥样硬化使血管腔狭窄或阻塞，或（和）因冠状动脉功能性改变（痉挛）导致心肌缺血缺氧或坏死而引起的心脏病，亦称为缺血性心脏病。冠心病确实是西医之病名，中医学虽无"冠心病""心绞痛""心肌梗死"之称谓，但类似本病临床表现的描述却详见于历代文献"胸痹""心痛""厥心痛""真心痛"等病证中。如《灵枢·厥病》中说："真心病，手足青至节，心痛甚，旦发夕死，夕发旦死。"《灵枢·五邪》说："邪在心，则病心痛。"《金匮要略·胸痹心痛短气篇》中则有"胸痹之病,喘息咳唾,胸背痛,短气,寸口脉沉而迟,关上小紧数"的记载。

关于引起以上诸病证的病因,也是多方面的。《素问·举痛论篇》说:"经脉流行不止,环周不休,寒气入侵而稽迟,泣而不行,客于脉外则血少,客于脉中则气不通,故猝然而痛。"《金匮要略·胸痹心痛短气篇》中说:"胸痹,心中痞气,气结在胸,胸满,胁下逆抢心。"《诸病源候论》中则有"寒气客于五脏六腑,因虚而发,上冲胸间,则为胸痹"的记载。《医门法律·中寒门》更有"胸痹心痛,然总因阳虚,故阴得乘之"的论述。

关于其治疗,历代医家创立了许多行之有效的治法和方药。《内经》中已经提出了针刺治疗的穴位和方法,虽然未列方药,但《灵枢·五味》已有了"心病宜食薤"的记载。张仲景在《金匮要略》中倡导以宣痹通阳为主要治则,所载之瓜蒌薤白半夏汤、瓜蒌薤白白酒汤等,至今仍广泛应用于临床,且疗效显著。元代危亦林在《世医得效方·心痛门》中提出了用苏合香丸芳香温通的方法"治卒暴心痛"。后世医家总结前人的经验,又提出了活血化瘀的治疗方法,如《证治准绳·诸痛门》提出了用大剂红花、桃仁、降香、失笑散等治疗死血心痛,《时方歌括》用丹参饮治疗心腹诸痛,《医林改错》用血府逐瘀汤治疗胸痹心痛等等。所有这些,均为治疗胸痹开辟了广阔的途径。

总之,根据冠心病的发病机制和临床表现特点,以及中医学对"胸痹""真心痛"等病证的认识,冠心病应归属于中医学"胸痹""心痛""厥心痛""真心痛"等的范畴,中医学总结有众多的治疗此类病证方法,且有较好的疗效。

04 中医是如何认识冠心病的病因病机的?

咨询: 我今年52岁,半月前查出患有冠心病,目前正在服中成药冠心苏合香丸治疗,我知道中医和西医有着不同的理论体系,中医对冠心病的发病机制有其独特的认识,想进一步了解一些这方面的知识,请您给我介绍一下中医是如何认识冠心病的病因病机的?

解答: 确实像您说的那样,中医和西医有着不同的理论体系,中医对冠心病的发病机制有着独特的认识。中医认为冠心病的发生与年老体虚、饮食不当、情志失调以及寒邪内侵诸因素有关,且上述因素常相互影响,交互为患。

(1)年老体虚:本病多发于中老年人,其肾气渐衰。肾阳虚衰,不能温煦脏腑,致使阳衰气滞,血行不畅,引发气滞血瘀;肾阴亏虚则不能滋养脏腑之阴,致使阴虚血滞不行,气血痹阻。凡此均可在本虚的基础上形成标实,使心脉阻滞,发为胸痹。

(2)饮食不当:饮食不当,恣食肥甘厚味,日久损伤脾胃,脾胃运化失司,聚湿成痰,上犯心胸清旷之区,清阳不展,气机不畅,心脉痹阻,发为胸痹;或痰浊久留,痰瘀交阻,亦成本病;或饱餐伤气,推动无力,气血运行不畅而发为本病。

（3）情志失调：忧思伤脾，脾虚气结，运化失司，津液不得输布，聚而为痰，痰瘀交阻，气血运行不畅，心脉痹阻，发为胸痹心痛；郁怒伤肝，肝失疏泄，肝郁气滞，郁久化火，灼津成痰，气滞痰浊痹阻心脉，则成胸痹心痛。

（4）寒邪内侵：素体阳虚，胸阳不振，阴寒之邪乘虚而入，寒凝气滞，胸阳不展，血行不畅，而发本病。正如《医门法律·中寒门》中所说："胸痹心痛，然总因阳虚，故阴得乘之。"阐述了本病由阳虚感寒而发作，故天气变化，骤遇寒凉而易卒发心痛。

心脉痹阻是冠心病的主要病机，其病位以心为主，然与肝、脾、肾三脏功能失调密切相关，如肾虚、肝郁、脾失健运等。病理变化主要表现为本虚标实，虚实夹杂。其本虚可有气虚、阳虚、阴虚、血虚，且又可阴损及阳，阳损及阴，而表现为气阴两虚、气血双亏、阴阳两虚，甚至阳微阴竭、心阳外越；标实则为气滞、寒凝、痰浊、血瘀，且又可相互为患，如气滞、血瘀、寒凝气滞、痰瘀交阻等。临床上常表现为虚实兼夹，如阴虚痰热互见，阳虚可兼痰饮等。发作期以标实表现为主，并以血瘀突出，缓解期主要有心、脾、肾气血阴阳之亏虚，其中又以心气虚最为常见。

05 中医治疗冠心病的优势在哪里？有何不足？

咨询： 我今年47岁，平时喜欢饮酒，体型稍肥胖，近段时间总感觉胸部闷痛不舒服，昨天经检查确诊患有高脂血症、冠心病，我相信中医，想采取中医的方法治疗，听说中医治疗冠心病既有优势，也有不足，我想知道<u>中医治疗冠心病的优势在哪里？有何不足？</u>

解答： 的确像您说的那样，中医治疗冠心病既有其优势，也有其不足。中医在调治冠心病方面较西医有一定的优势，注重疾病的整体调治、非药物治疗和日常保健，主要表现在强调整体观念和辨证论治、具有丰富多样的调治手段、具有独具特色的食疗药膳以及不良反应少便于长期应用等方面。

（1）强调整体观念和辨证论治：中医认为人是一个有机的整体，疾病的发生是机体正气与邪气相互作用、失去平衡的结果，冠心病的发生更是如此，中医治疗冠心病是在重视整体观的前提下辨证论治。辨证论治是中医的精华所在，同样是冠心病，由于发病时间、地区以及患者机体的反应性不同，或处于不同的发展阶段，所表现的证不同，因而治法也不一样，所谓"证同治亦同，证异治亦异"，辨证论治使用药更具针对性，有助于提高临床疗效。

（2）具有丰富多样的调治手段：中医有丰富多样的治疗调

养手段，除药物治疗外，还有针灸、按摩、拔罐、敷贴以及饮食调理、情志调节、运动锻炼、起居调摄等调治方法，在重视药物治疗的同时，采取综合性的措施，配合以针灸、按摩、拔罐等调治方法进行治疗调养，以发挥综合治疗的优势，能有效改善或消除冠心病患者的各种症状，促进各种功能的恢复，阻止病情进一步发展，减少心绞痛的发作以及急性心肌梗死、猝死等"事件"的发生。

（3）具有独具特色的食疗药膳：根据"药食同源"之理论选用饮食药膳调治疾病是中医的一大特色，也是中医调治冠心病的优势之一。很多食物不仅营养丰富，而且具有一定的药用功效，如山药、山楂、芝麻、核桃仁、百合、茯苓等，根据辨证结果的不同选择食用这些食物，既可起到食物的作用，又可发挥药物的功效。选用适宜的食物配合以药物或药食两用之品制成的药膳，具有良好的调和阴阳气血、活血化瘀通络、调整脏腑功能的作用，依据其功效调治冠心病，其效果显著。

（4）不良反应少便于长期应用：冠心病是一种难以彻底治愈的慢性病，用药时间长，西药多有不良反应，长期服用不仅更易出现不良反应，且时有耐药发生，相比之下中药不良反应很少，不容易产生耐药，便于长期应用。

中医治疗冠心病虽有诸多优势，但也有其不足。中医擅长疾病的康复调养，对病情较为稳定的冠心病患者，比如心肌梗死恢复期以及无症状性心肌缺血等，较西医治疗有较大的优势，但对处于急性期，尤其是危重症患者，比如突然发生心肌梗死、胸痛明显加剧、心力衰竭等，其抢救手段较西医明显缺乏，尽管现在有复方丹参滴丸、血塞通注射液、冠心苏合香丸等治疗冠心病用的急救中成药，有针灸之通络开窍针法，不过中医擅长慢性病而缺少应对急重症治疗手段的情况并没有明显改观，冠心病危急重症的治疗通常还是以西医为主，中医处于从属的地位。各取其所长，采用中西医结合的方法，是治疗冠心病最有效的手段，也是其发展趋势。

06 治疗冠心病常用的单味中药有哪些?

咨询： 我今年61岁，前天刚查出患有冠心病，问几位冠心病老病号，都说中药治疗冠心病效果很不错，我准备服用中药汤剂治疗，听说中药的种类繁多，但有很多并不适合用于治疗冠心病，麻烦您给我介绍一下治疗冠心病常用的单味中药有哪些?

解答： 我国有着丰富的中药资源，中药的种类繁多，本草书籍所载的达数千种，临床常用的单味中药也有数百种之多，不过并不是所有中药都适宜于治疗冠心病。下面我介绍几种治疗冠心病常用的单味中药，供您参考。

（1）丹参：丹参为唇形科多年生草本植物丹参的根及根茎。其味苦，性微寒，具有活血祛瘀、养血安神、调经止痛、凉血消痈之功效，由于其活血化瘀的功效甚佳，且兼能养血，故有"丹参一味，功同四物（四物汤）"之说。适用于气滞血瘀所致之月经不调、痛经、产后恶露不下、瘀滞作痛、癥瘕痞块，心血不足所致的心悸、失眠，以及肝郁胁痛、恶疮肿毒等。随着对活血化瘀作用机制研究的不断深入，丹参的用途日趋广泛，现已成为临床应用最多、最时髦的天然药物，在治疗冠心病的众多方剂中，绝大多数都少不了丹参。丹参的用法一般为每次5~15克，水煎服，活血化瘀宜酒炙用。应当注意的是丹参反藜芦，不能同用。

现代研究表明，丹参含有丹参酮、隐丹参酮、三氢丹参酮、原儿茶醛、原儿茶酸、丹参素、维生素E等成分，能扩张冠状动脉，增加冠状动脉血流量，改善心肌缺血和心脏功能，并能扩张外周血管，改善微循环，降低血压。同时还有抗凝、抗炎、降血脂、抗动脉粥样硬化、护肝降酶及增强免疫功能、抗肿瘤等作用。

（2）党参：党参为桔梗科多年生草本植物党参、素花党参或川党参的干燥根。其味甘，性平，具有益气、生津、养血之功效。适用于中气不足的体虚倦怠、食少便溏，肺气亏虚的咳嗽气促、语声低弱，气津两伤的气短口渴，气血双亏的面色萎黄、头晕心悸，以及气虚外感及正虚邪实之证等。党参的用法一般为每次10~30克，水煎服。应当注意的是，湿热中满者不宜用。

现代研究表明，党参含有皂苷、微量生物碱、糖类、维生素 B_1、维生素 B_2、多种人体必需的无机元素及氨基酸等成分，对神经系统有兴奋作用，能增强机体免疫功能，调节胃肠运动，扩张周围血管而降低血压，同时还能抑制胃酸分泌、降血脂、抗溃疡、降低胃蛋白酶活性，并对化疗和放射线所引起的白细胞减少有提升作用。现在广泛应用于高脂血症、贫血、中风及其后遗症、糖尿病、冠心病、慢性胃炎等病证的治疗。

（3）山楂：山楂又名山红果、棠球、山里红、胭脂果，是蔷薇科植物山楂或野山楂的果实。其味甘、酸，性微温，具有消食积、散瘀血、化痰浊、解毒醒脑之功效。适宜于肉食积滞之脘腹胀满、嗳气吞酸、腹痛便溏，泻痢腹痛、疝气，以及瘀阻胸腹痛、痛经等，现在也常用于治疗冠心病、高血压、高脂血症、细菌性痢疾等。山楂的用法一般为每次 10~15 克，水煎服，大剂量可用至 30 克。

山楂是药食兼用之品。山楂的营养价值很高，据测定每100 克山楂果肉中含维生素 C 89 毫克，钙 85 毫克，此外还含有铁、蛋白质、脂肪、糖类等。山楂中含有三萜类和黄酮类成分，具有扩张血管，降低血压，降低胆固醇，加强和调节心肌功能的功效，同时山楂具有肯定的防治动脉粥样硬化、减肥、降血脂、抗衰老作用。山楂的多种制剂具有明显的降脂作用，对降低胆固醇和三酰甘油都有良好效果，山楂活血化瘀、改善微循环、抑制血小板聚集、抗血栓形成的作用也较好。

（4）黄芪：黄芪为豆科多年生草本植物蒙古黄芪或荚膜黄芪的根。其味甘，性微温，具有补气升阳、益卫固表、利水消肿、托疮生肌等作用。适用于脾胃气虚及中气下陷诸证，肺气虚及表虚自汗、气虚外感诸证，气虚水湿失运的水肿、小便不利，气血不足、疮疡内陷脓成不溃或溃久不敛，以及气虚血亏的面色萎黄、神倦脉虚，气虚不能摄血的便血、崩漏，气虚血滞不行的痹痛、肢体麻木或半身不遂，气虚津亏的消渴等病证。气为血之帅，气行则血行，冠心病患者多有气虚血滞的情况存在，黄芪作为益气补虚的要药，在冠心病的治疗中应用较多。黄芪的用法一般是每次 10~30 克，水煎服。应当注意的是，凡表实邪盛，内有积滞，阴虚阳亢者等，均不宜用。

现代研究表明，黄芪含有苷类、多糖、氨基酸、维生素 P、微量元素等成分，具有增强机体免疫功能、利尿、抗衰老、保肝、降压、保护血管等作用，能抗血小板聚集，改善微循环，促进造血功能。黄芪是最常用的中药，乃补气药的代表，历代名医对黄芪的临床效用均推崇备至，传统名方中以黄芪为主药且疗效显著者甚众。

（5）三七：三七为五加科多年生草本植物三七的干燥根。其味甘、微苦，性温，具有化瘀止血、活血定痛之功效。《医学衷中参西录》中说："三七……善化瘀血，又善止血妄行，为吐衄要药，病愈后不致瘀血留于经络……化瘀血而不伤新血，实为理血妙品。"三七"活营止血，通脉行瘀"，有"止血之神药"之说，可用于治疗吐血、衄血、崩漏等各种出血性疾病，对兼有瘀滞肿痛者尤为适宜，亦用于瘀血阻滞疼痛、跌打损伤、颈肩背腰慢性疼痛等。近年来，三七以其活血化瘀之功，广泛用于治疗冠心病心绞痛、缺血性脑血管病、脑出血后遗症、慢性肝炎、肩周炎、腰腿痛、颈椎病等多种疾病。三七的用法一般为每次 1~1.5 克，研末服；亦可每次 3~10 克，水煎服。

现代研究表明，三七含有三七皂苷、黄酮苷、槲皮素、槲皮苷、β- 谷甾醇等物质，具有增加冠状动脉血流量、改善微循环、抗肝损伤、利胆退黄、抗肝纤维化、抗肿瘤、调节免疫功能、止血、抗心律失常、抗衰老、降血脂，以及镇静、镇痛、降压、利尿、抗炎等作用，能明显地增加血小板数和缩短凝血时间，同时三七有抑制血小板聚集和抗凝作用，三七的有效成分三七总皂苷可提高离体培养的血管内皮细胞合成和释放组织型纤溶酶原，从而提高机体溶纤能力而预防血栓形成。

（6）川芎：川芎为伞形科草本植物川芎的根茎。其味辛，性温，具有行气活血、祛风止痛之功效。川芎走而不守，能载药上行头巅，下达四肢，外切皮毛，旁通肌肉，乃"血中之气药"。川芎为临床常用的行气活血药，适用于月经不调，经闭腹痛、痛经，胸胁刺痛，跌打损伤，疮疡肿痛，癥瘕腹痛，关节肿痛，感冒头痛，风湿痹痛，以及冠心病心绞痛、血栓闭塞性脉管炎、缺血性中风、高血压等。川芎的用法一般为每次3~10克，水煎服。应当注意的是，凡阴虚火旺、多汗以及女子月经过多者应慎用。

现代研究表明，川芎含有挥发油、生物碱（如川芎嗪等）、酚类物质（如阿魏酸等）以及内脂素、维生素A、叶酸、甾醇、蔗糖、脂肪油等成分，具有镇静、镇痛、降血脂、降血压、抗菌、解痉以及扩张冠状动脉、抗血小板聚集、改善微循环、抗血栓形成等多种作用。现在广泛应用于高血压、冠心病、缺血性中风、坐骨神经痛、肩周炎、颈椎病、腰肌劳损、腰椎骨质增生、末梢神经炎、脑外伤后综合征、跌打损伤、疮疡痈肿以及妇女月经不调、痛经、产后瘀滞腹痛等疾病的治疗。

（7）红花：红花为菊科一年生草本植物红花的筒状花冠。其味辛，性温，具有活血通经、祛瘀止痛之功效。红花作为活血通经、消散瘀血的良药，适用于血滞经闭、痛经、产后瘀滞腹痛，以及癥瘕积聚、跌仆损伤、关节酸痛、疮痈肿毒等瘀血阻滞的病证。由于其具有散郁开结的功效，也用于忧思郁结、胸膈痞闷、胁肋疼痛、伤寒发狂、惊怖恍惚等。近年来取其活血通经的功效，还用于治疗冠心病、缺血性中风、血栓闭塞性脉管炎、多形性红斑、颈椎病、肩周炎、腰肌劳损、腰椎骨质增生、类风湿性关节炎等。红花的用法一般为每次3~9克，水煎服。应当注意的是孕妇忌用，有出血倾向者不宜用。

现代研究表明，红花含有红花苷、红花黄色素、红花醌苷、亚油酸、花生酸、棕榈酸等成分，能增强免疫功能、降低血脂、扩张血管、改善微循环，具有增强尿激酶及纤维蛋白溶酶活性、抗凝血、抗血小板聚集和抗血栓形成、降低血压等作用。

（8）白芍：白芍为毛茛科多年生草本植物芍药的根。其味甘、苦、酸，性微寒，具有平抑肝阳、养血敛阴、缓急止痛、调经之功效，是临床最常用的中药之一。适用于肝阴不足、肝阳上亢所致的头胀头痛、眩晕耳鸣、烦躁易怒，血虚所致的月经不调、痛经、崩漏、自汗盗汗，肝气郁滞、肝胃不和引起的胸胁脘腹疼痛，以及血不养筋所致的颈肩酸痛、手足肌肉痉挛疼痛等。白芍的用法一般为每次10~15克，水煎服，大剂量可用至30克。在应用白芍时，切记其反藜芦。

现代研究表明，白芍含有挥发油、苯甲酸、鞣质、芍药苷、芍药碱、牡丹酚等成分，具有调节免疫功能、抗炎、镇静、镇痛、降血压、抗惊厥、抑制血小板聚集及保肝、抑制血栓形成等多种作用，现在临床中常用其治疗高血压、肝炎、冠心病、类风湿性关节炎、颈椎病、肩周炎、胃溃疡、脑血管痉挛、中风、腰肌劳损、腰椎骨质增生、贫血等。

（9）赤芍：赤芍为毛茛科多年生草本植物芍药或川赤芍的根。其味苦，性微寒，具有清热凉血、散瘀止痛之功效。《滇南本草》中有"泻脾火，降气，行血，破瘀，散血块，止腹痛，攻痈疮"的记载。赤芍清热凉血、散瘀止痛的作用较佳，常用于温热病热入血分所致的身热、舌绛、斑疹，血热妄行之吐血、衄血，以及经闭、跌打损伤、疮痈肿痛、目赤翳障、瘀血腹痛、腹内结块等。根据赤芍散瘀止痛的作用，也常用于治疗冠心病，其中改善胸闷胸痛诸症状的疗效较好。赤芍的用法一般为每次6~15克，水煎服。需要注意的是赤芍反藜芦，不可同用。

现代研究表明，赤芍含有多种苷类，如芍药苷、苯甲酰芍药苷、羟基芍药苷、芍药新苷以及胡萝卜苷等，此外还含有赤芍精、挥发油、脂肪油、鞣质、没食子酸等成分，具有保肝、抗炎、抗病原微生物以及解热、镇静、降压、抗肿瘤、抗溃疡、改善微循环、调节免疫功能等作用。

（10）薤白：薤白为百合科植物小根蒜的鳞茎。其味辛、苦，性温，具有通阳散结、行气导滞之功效。适用于寒痰阻滞、胸阳不振所致的胸痹，脘腹痞满胀痛，泻痢里急后重，以及鼻渊、胎动不安、腹中冷痛等，是当今治疗冠心病、高脂血症常用的药物之一。薤白的用法一般为每次5~10克，水煎服。应当注意的是气虚者应慎用。

现代研究表明，薤白含有挥发油、皂苷、含痰化合物、前列腺素、大蒜氨酸、甲基大蒜氨酸、大蒜糖等成分，具有促进纤维蛋白溶解，降低动脉脂质斑块、降血脂，抑制血小板聚集，抑制动脉平滑肌细胞增生，以及解痉平喘、抗动脉粥样硬化、镇痛、抗肿瘤等作用，同时对多种致病菌有抑制作用。

07 治疗冠心病的著名方剂有哪些？

咨询：我是冠心病老病号，一直服用肠溶阿司匹林、复方丹参片等治疗，为了进一步提高疗效，于3周前加用了中药汤剂，用的是治疗冠心病的著名方剂瓜蒌薤白半夏汤加减，听说治疗冠心病的方剂有很多，其中不乏著名者，请问治疗冠心病的著名方剂有哪些？

解答： 正像您听说的那样，用于治疗冠心病的方剂确实有很多，这当中最著名的当数瓜蒌薤白半夏汤、丹参饮、生脉散、炙甘草汤、苏合香丸和桃红四物汤，下面将其组成、用法、功效、主治、方解介绍如下。

（1）瓜蒌薤白半夏汤（《金匮要略》）

组成：瓜蒌12克，薤白、半夏各9克，白酒适量。

用法：每日1剂，水煎取汁，分2次服。

功效：行气解郁，通阳散结，祛痰宽胸。

主治：痰盛瘀阻之胸痹证。症见胸中满痛，胸痛彻背，背痛彻胸，不能安卧，短气，或痰多黏而白，舌有暗点，苔白或腻，脉迟。

方解：本方是在瓜蒌薤白白酒汤的基础上加半夏而成。方中以瓜蒌祛痰散结开胸，配以半夏解郁燥湿化痰，薤白通阳行气止痛，白酒行气活血。诸药合用，共成行气解郁、通阳散结、祛痰宽胸之剂。

（2）丹参饮（《时方歌括》）

组成：丹参30克，檀香、砂仁各5克。

用法：每日1剂，水煎取汁，分2次服。

功效：活血化瘀，行气止痛。

主治：血瘀气滞，心胃诸痛。

方解：方中重用丹参活血化瘀，为主药；檀香、砂仁行气宽中而止痛，为佐使药。三药合用，使气血通畅，则疼痛自止。

（3）生脉散（《内外伤辨惑论》）

组成：人参10克，麦冬15克，五味子6克。

用法：每日1剂，水煎取汁，分2次服。

功效：益气生津，敛阴止汗。

主治：胃热汗多，耗气伤津，体倦气短懒言，咽干口渴，脉虚细；久咳肺虚，气阴两伤，呛咳少痰，气短自汗，口干舌燥，苔薄少，脉虚数或虚细。

方解：方中人参补肺益气生津为主；辅以麦冬养阴清热以生津，五味子敛肺止汗而生津。三药合用，以补肺、养心、滋阴着力，一补，一清，一敛，共成益气养阴、生津止渴、固表止汗之功，使气复津回，汗止而阴存。

（4）炙甘草汤（《伤寒论》）

组成：炙甘草12克，生姜、桂枝各9克，人参、阿胶各6克，生地30克，麦冬、麻仁各10克，大枣5~10枚。

用法：阿胶烊化后下，余药水煎服，加入清酒10毫升，日服3次，每日1剂。

功效：益气滋阴，补血复脉。

主治：气虚血弱，脉现结或代，心动悸，体羸气短，舌光色淡，少津；虚劳肺痿，干咳无痰，或咯痰不多，痰中带有血丝，形瘦气短，虚烦眠差，自汗或盗汗，咽干舌燥，大便难，或虚热时发，脉虚数。

方解：方中炙甘草、人参、大枣益气以补心脾；生地、麦冬、阿胶、麻仁甘润滋阴，养心补血，润肺生津；生姜、桂枝、清酒皆是性味辛温，具有通阳复脉之功，与益气滋阴药相配，既可温而不燥，亦可使气血流通，脉道通利。诸药合用，共收益气复脉、滋阴补血之功效。

（5）苏合香丸（《太平惠民和剂局方》）

组成：白术、木香、香附、朱砂、诃子、白檀香、安息香、沉香、麝香、丁香、荜拨、乌犀屑（注：现已禁用，常用水牛角代替）各60克，冰片、苏合香油、乳香各30克。

用法：为细末，研匀后用安息香膏并炼白蜜，制成丸剂，每丸重 3 克，每次 1 丸，温开水送服。

功效：芳香开窍，行气止痛。

主治：中风、中气或感受时行瘴疠之气，突然昏倒，牙关紧闭，不省人事。或中寒气闭，心腹猝痛，甚则昏厥。或痰壅气阻，突然昏倒。

方解：本方主治诸证，多因寒邪或痰浊、气郁阻闭，蒙蔽神明所致，属于寒闭证。方中用苏合香、麝香、冰片、安息香等芳香开窍药为主药；配伍木香、白檀香、沉香、乳香、丁香、香附为辅药，以行气解郁，散寒化浊，并能解除脏腑气血之郁滞；佐以荜拨，配合上述 10 种香药，增强散寒、止痛、开郁的作用，并取犀角解毒，朱砂镇心安神；白术补气健脾，燥湿化浊；诃子收涩敛气，与诸香药配伍，可以补气收敛，防止辛香太过，耗散正气。总之，本方配伍特点是以芳香开窍药为主，配伍大量辛香行气之品，是治疗寒闭的常用方剂。同时本方具有显著的行气止痛功效，因此又是治疗心腹疼痛属于郁滞的主要方剂。

（6）桃红四物汤（《医宗金鉴》）

组成：熟地 15 克，川芎 8 克，白芍 10 克，当归 12 克，桃仁 6 克，红花 4 克。

用法：每日 1 剂，水煎取汁，分 2 次服。

功效：养血活血，调经止痛。

主治：妇女月经不调，闭经，痛经，经前腹痛，经行不畅而有血块，色紫暗；血瘀引起的月经过多、淋漓不净，产后恶露不净。

方解：本方由四物汤加桃仁、红花而成。方中当归、熟地养血活血，为主药；川芎活血行滞，白芍敛阴养血，桃仁、红花破血行瘀、祛瘀生新，共为辅药。瘀血行则经水得以流通，而腹胀腹痛自消。全方共奏养血、活血、调经、止痛之功效。

08 冠心病的中医辨证要点有哪些？

咨询： 我今年47岁，前几天因胸部憋闷不舒服到医院就诊，经查心电图等，确诊为冠心病，我知道一些中医知识，想用中药治疗，我清楚中医的特色是辨证论治，抓着辨证的要点，找出发病的本质，才能确立恰当的治疗法则，请问冠心病的中医辨证要点有哪些？

解答： 正像您所说的，辨证论治是中医的特色和优势，中医治疗冠心病当以辨证论治为原则。冠心病的中医辨证，当以辨疼痛的部位、辨疼痛的性质和辨疼痛的程度为要点。

（1）辨疼痛的部位：疼痛局限于胸膺部位，多为气滞或血瘀；放射至肩背、咽喉、脘腹，甚至臂臑、手指者，为虚损已显，邪阻已著；胸痛彻背、背痛彻心者，多为寒凝心肺或阳气暴脱。

（2）辨疼痛的性质：闷痛是胸痹心痛的临床常见表现，闷重而痛轻，兼见胸胁胀满善太息，憋气，苔薄白，脉弦者，多属气滞；天阴加重，多唾痰涎，苔腻，脉弦滑或弦数者，属痰浊为患；心胸隐痛而闷，因劳累而发，伴心悸气短乏力，舌淡胖嫩，边有齿痕，脉沉细或结代者，多属心气不足之证。

灼痛为灼热疼痛，兼烦躁气粗，舌红苔黄，脉数有力者，为热邪犯心所致；若胸闷而灼痛阵发，痰稠，苔黄腻，脉弦数，为痰火所致；灼痛兼见心悸，眩晕，五心烦热，口干，盗汗，舌红少津，脉细而数者，属心阴不足，心火内炽，阴虚内热之证；

绞痛是疼痛如绞，遇寒则发，或得冷加剧，伴有畏寒肢冷，舌淡苔白，脉细者，为寒凝心脉所致；若绞痛兼见四肢厥冷，脉细欲绝，冷汗如油，则为阳虚暴脱危重之象。此外剧烈绞痛也可因劳累过度、七情喜怒、饮食饮酒等因素而诱发，不可皆为寒邪或虚寒所引起的。

刺痛固定不移，痛有定处，夜间多发，舌紫暗或有瘀斑、瘀筋，脉涩或结代者，由心脉瘀涩所致。隐痛时作时止，缠绵不休，动则多发，口干，舌淡红而少苔，脉沉细而数者，常为气阴两虚的表现。

（3）辨疼痛的程度：疼痛持续时间短暂，瞬息即逝者多轻；持续不止者多重；若持续数小时甚至数日不休者常为重症或危候。一般疼痛发作次数多少与病情轻重程度呈正比，即偶发者轻，频发者重。但亦有发作次数不多而病情较重的情况，必须结合临床表现，具体分析判断。若疼痛遇劳发作，休息或服药后能缓解者为顺证，若服药后难以缓解者常为危候。

09 中医通常将冠心病分为几种证型？

咨询： 我患冠心病已多年，近两年一直服用复方丹参滴丸、肠溶阿司匹林治疗，虽然没有再出现胸部闷痛不适，但仍整天感到身体困乏、心慌，听说中医辨证分型治疗冠心病能够缓解这些症状，我想进一步了解一下，请您告诉我中医通常将冠心病分为几种证型？

解答： 您问的这个问题有很多冠心病患者都已问过，中医的特色就是整体观念和辨证论治，中医治疗冠心病是根据不同患者的不同病情，也就是不同的分型来辨证治疗的，的确很有效。根据冠心病发病机制和临床表现的不同，中医通常将其分为寒凝心脉型、气滞心胸型、痰浊闭阻型、心血瘀阻型、心气不足型、心阴亏损型、心阳不振型 7 种，下面是其临床表现。

（1）寒凝心脉型：主要表现为猝然心痛如绞，形寒，甚则手足不温，冷汗自出，心悸气短，或心痛彻背，背痛彻心，多因气候骤冷或骤遇风寒而发病或加重症状，舌苔薄白，脉沉紧或促。

（2）气滞心胸型：主要表现为心胸满闷，隐痛阵发，痛无定处，时欲太息，遇情志不遂时容易诱发或加重，或兼有脘腹胀闷，得嗳气或矢气则舒，舌苔薄或薄腻，脉细弦。

（3）痰浊闭阻型：主要表现为胸闷重而心痛轻微，肥胖体重，痰多气短，遇阴雨天而易发作或加重，伴有倦怠乏力，纳呆便溏，口黏，恶心，咯吐痰涎，舌苔白腻或白滑，脉滑。

（4）心血瘀阻型：主要表现为心胸疼痛剧烈，如刺如绞，痛有定处，甚则心痛彻背，背痛彻心，或痛引肩背，伴有胸闷，日久不愈，可因暴怒而加重，舌质暗红或紫暗有瘀斑，舌下瘀筋，苔薄，脉弦涩或结、代、促。

（5）心气不足型：主要表现为心胸阵阵隐痛，胸闷气短，动则益甚，心中动悸，倦怠乏力，神疲懒言，面色㿠白，或易出汗，舌质淡红，舌体胖且边有齿痕，苔薄白，脉虚细缓或结代。

（6）心阴亏损型：主要表现为心胸疼痛时作，或灼痛，或闷痛，心悸怔忡，五心烦热，口干盗汗，颜面潮热，舌红少津，苔薄或剥，脉细数或结代。

（7）心阳不振型：主要表现为心悸而痛，胸闷气短，自汗，动则更甚，神倦怯寒，面色㿠白，四肢欠温或肿胀，舌质淡体胖，苔白或腻，脉沉细迟。

10 寒凝心脉是什么意思？

咨询：我患冠心病已多年，一直服用西药治疗，这几天寒潮来袭，不仅感觉身体怕冷，四肢不温，胸部闷痛也明显加重了，我担心会演变成心肌梗死，想配合服几付中药改善病情，中医大夫看后说我这种情况属于寒凝心脉，我不太明白，请问寒凝心脉是什么意思？

解答： 冬季的到来对许多冠心病患者来说是一个考验，寒冷的冬季不仅是冠心病的发病高峰期，气候的突然变化还容易诱发冠心病心绞痛和急性心肌梗死。这几天寒潮来袭，您不仅感觉身体怕冷，四肢不温，胸部闷痛也明显加重了，担心会演变成心肌梗死，是有一定道理的，在服用西药的同时配合服几付中药，确实能改善病情，避免演变成心肌梗死。

根据冠心病发病机制和临床表现的不同，中医通常将冠心病分为寒凝心脉型、气滞心胸型、痰浊闭阻型、心血瘀阻型、心气不足型、心阴亏损型、心阳不振型 7 种基本证型，中医大夫说您的情况属寒凝心脉，这是冠心病诸多证型中的一种。中医理论深奥难懂，您说您不太明白什么是寒凝心脉，下面我介绍一下。

寒凝心脉是中医的病因病理学术语，是指寒邪凝滞心脉而出现心胸疼痛的病变。中医说寒是阴邪，其性凝滞而收缩，易伤阳气，《素问·举痛论》中有"寒气入经而稽迟，泣而不行，客于脉外则血少，客于脉中则气不通，故卒然而痛"的论述。人体的血气是喜温暖而畏寒冷的，寒则脉络挛缩闭塞，气血的流通受阻，血脉凝滞，而产生痉挛疼痛的症状。打个比方，小河沟里的水见过吧，冬天就不流动、结冰了，人之气血也是一样，如果遇到阴寒之邪的刺激，血的流动就受阻了，气与血是并行的，血不动了，气也就停滞了，所以中医有寒凝气滞之说，具体到心脉这个部位，则就叫寒凝心脉。

寒凝心脉多见于胸痹心痛中，是中医的病证名，是指素体阳虚，胸阳不振，阴寒之邪乘虚而入，寒凝气滞，气血痹阻，血行不畅，心阳不振，心脉痹阻不通所引起的病证。主要表现为卒然心痛如绞，形寒，甚则手足不温，冷汗自出，心悸气短，或心痛彻背，背痛彻心，多因气候骤冷或骤遇风寒而发病或加重症状，查其舌苔薄白，脉沉紧或促。

寒凝心脉型是冠心病急性发作期常见的一种证型，病情重，变化快，应采取切实可行的措施积极进行治疗，通常是立即住院观察，单纯用中药汤剂治疗是不可取的。

11 心血瘀阻是什么意思？

咨询： 我是冠心病老病号，一直服用西药治疗，前几天听一病友说中西医结合治疗效果更好，今天我又去看了中医，医生问了病情，察看了舌象，切了脉，说我的情况属心血瘀阻，由于当时患者太多，具体什么是心血瘀阻他没有说，我想知道心血瘀阻是什么意思？

解答： 中医与西医有着不同的理论体系，认识疾病的方法不太一样，冠心病是西医的病名，相当于中医学"胸痹""心痛"，根据冠心病发病机制和临床表现的不同，中医通常将其分为寒凝心脉型、气滞心胸型、痰浊闭阻型、心血瘀阻型、心气不足型、心阴亏损型、心阳不振型等诸多的证型。您看中医时，医生通过问病情，察看舌象，结合切脉等，说您属于心血瘀阻，这是对您所患冠心病进行的证型归纳，也是确立治疗原则和处方用药的前提和基础。

心血瘀阻又称心脉痹阻，是中医的病证名，是指心脉闭塞致使血液瘀滞不能正常运行而出现胸闷胸痛的病变。主要表现为心胸疼痛剧烈，如刺如绞，痛有定处，甚则心痛彻背，背痛彻心，或痛引肩背，伴有胸闷，日久不愈，可因暴怒而加重，查舌质暗红或紫暗有瘀斑，舌下有瘀筋，舌苔薄，脉弦涩或结、代、促。

中医讲心主血脉，血液的正常运行必须以心气充沛、血液充盈和脉道通利为前提条件。如果由于久病体虚、思虑劳心过度、情志不畅、痰浊阻滞等原因，致使心的功能失常，失去正常主血脉的功能，心之脉道阻闭，气血运行不畅，心血瘀阻，痹阻脉络，心失所养，不可避免地会出现胸部闷痛、心慌等。就好比有一块地，地里长有庄稼，有很多水渠供水，由于水里杂质多、水渠淤泥多等原因，致使水渠变得狭窄甚至阻塞，渠水流的慢、少，甚至断流了，地里不可避免的缺水干旱，庄稼发黄、枯萎甚至死亡也就在所难免了。同样的道理，给心脏供血的血管出现了问题，血流不畅了，心脏自然也会出现病变，冠心病也就发生了。

心血瘀阻是冠心病最基本的发病机制，心血瘀阻型也是冠心病最常见的一种临床证型，鉴于血瘀与冠心病的关系，活血化瘀法已经成为当今治疗冠心病的重要方法而广泛应用于临床，并取得了显著的疗效，如果您注意一下不难发现，当今治疗冠心病的中成药，绝大多数都具有活血化瘀、通脉止痛之功效。

12 中医辨证治疗冠心病的思维模式是怎样的？

咨询： 我是个中医爱好者，我父亲患有冠心病，近来总感觉胸闷、心慌，我想找中医师给他调理一下。我知道中医治病有一定的思维模式，掌握了思维模式可少走弯路，不过我还不太明白，请您讲一讲<u>中医辨证治疗冠心病的思维模式是怎样的？</u>

解答： 的确像您所说的那样，中医治疗疾病有一定的思维模式。就中医辨证治疗冠心病来讲，在明确辨治思路的前提下，还要弄清思维模式，只有这样才能少走弯路，做到辨证准确，治疗方法合理，疗效才好，这也是冠心病患者的愿望所在。下面通过典型病例，给您介绍一下中医辨证治疗冠心病的思维模式，希望对您能有所帮助。

（1）辨证论治的思维模式：在辨证思维程序上，我们面对一个患者，首先要详细了解患者的病情，结合相关的检查，进行鉴别诊断，以确立冠心病的诊断，区别是心绞痛，还是心肌梗死，明确中医之病名，在这当中，应注意与急性心包炎、肺动脉栓塞、急腹症、心脏神经官能症等相鉴别。然后辨明是急性发作期还是缓解期，分清虚实以及其轻重缓急，通过进一步分析，找出其是属于心血瘀阻型、寒凝心脉型、痰浊壅塞型、还是气阴两虚型、心肾阴虚型、阳气虚衰型等，并注意其兼夹证、并见证等。接着根据辨证分型的结果，依病情的轻重缓急，确立是采用中西医结合的方法积极抢救，还是单纯应用中医的方法进行治疗，明确相应的治则、方药、用法以及治疗中需注意的问题。

（2）示范病例：任某，男，58岁，中学教师，2015年11月23日初诊。患者2年前开始出现发作性心前区憋闷疼痛，每于情绪激动时发生，曾在某医院就诊，检查心电图提示心肌缺血，诊断为冠心病心绞痛。患者心前区憋闷疼痛一般每次发作持续约3~5分钟，需舌下含服硝酸甘油方能缓解，一直服用肠溶阿司匹林、辛伐他汀、复方丹参滴丸治疗，病情基本稳定。近1月来因境遇不佳，心前区憋闷疼痛频繁发作，含服硝酸甘油能缓解，唯恐发生心肌梗死，故而要求配合服用中药治疗。就诊时患者心前区憋闷、隐隐作痛，时作时止，心悸气短，倦怠懒言，头晕目眩，心烦少寐，面色少华，汗多口渴，查舌质红，苔薄少，脉细弱，测血压130/85mmHg，心率86次/分，节律规整，两肺呼吸音清，肝脾肋下未触及，双下肢无水肿，心电图提示心肌呈缺血性改变，胸部X线摄片未见明显异常。

第一步：确立冠心病的诊断，明确中医之病名。根据患者年过半百，出现发作性心前区憋闷疼痛2年，每于情绪激动时发生，曾检查心电图提示心肌缺血，诊断为冠心病心绞痛，心前区憋闷疼痛一般每次发作持续约3~5分钟，需舌下含服硝酸甘油方能缓解，近1月来因境遇不佳心前区憋闷疼痛频繁发作，心电图提示心肌呈缺血性改变，冠心病心绞痛的诊断可以确立。依据患者心前区憋闷疼痛等症状，中医诊断为胸痹心痛。为了避免诊断失误，有必要进一步作辅助检查，并注意与急性心包炎、肺动脉栓塞、肺癌等相鉴别，同时还应注意冠心病心绞痛与心肌梗死的不同。

第二步：辨明是急性发作期还是缓解期，分清虚实以及其轻重缓急。患者近1月来因境遇不佳心前区憋闷疼痛频繁发作，当属发作期，以实证为主。然而患者出现发作性心前区憋闷疼痛已2年，年过半百，且有心悸气短、倦怠懒言、头晕目眩、心烦少寐、面色少华、汗多口渴等症状，气阴两虚的情况较为突出，故此患者应属虚实兼见。患者近1月来心前区憋闷疼痛频繁发作，但疼痛属隐隐作痛，且服药能缓解，故病情还不是十分严重。

第三步：通过进一步分析，找出其是属于心血瘀阻型、寒凝心脉型、痰浊壅塞型，还是气阴两虚型、心肾阴虚型、阳气虚衰型，并注意其兼夹证、并见证等。患者表现为心前区憋闷、隐隐作痛，时作时止，心悸气短，倦怠懒言，头晕目眩，心烦少寐，面色少华，汗多口渴，查舌质红，苔薄少，脉细弱，即有气阴两虚的症状，又有气血瘀阻的表现，中医辨证当属气阴两虚型胸痹心痛。

第四步：确立治则、方药及用法。辨证属于气阴两虚型，治当益气养阴，活血通脉止痛。方用生脉散合人参养营汤加减。基本用药为：人参8g（炖服），麦冬12g，生地12g，五味子10g，黄芪18g，白术12g，远志10g，丹参18g，三七粉5g（另冲），水蛭5g，降香6g（后下），瓜蒌12g，薤白12g，白芍15g，炙甘草10g。用法为每日1剂，水煎取汁，分早晚2次温服。

为了提高临床疗效，可继续配合肠溶阿司匹林、辛伐他汀、复方丹参滴丸，必要时还可加用硝酸甘油片，同时还要保持心情舒畅，做到生活有规律，注意饮食调理。这里需要说明的是，冠心病心绞痛频繁发作者，很容易出现心肌梗死，像任某这种情况，还是立即住院治疗为好，以免发生意外。

13 如何避免辨证治疗冠心病出现失误？

咨询： 我是个中医爱好者，有一位朋友是冠心病老病号，他准备服用一段时间中药，怕出现失误征求我的意见。我知道中医的特色是辨证论治，用药时应尽量考虑周全些，以免出现失误。请问<u>如何避免辨证治疗冠心病出现失误？</u>

解答： 辨证论治是中医的特色，中医诊治疾病，必须做到辨证准确，治则合理，用药得当，方能取得好的疗效。您为了取得好的治疗效果，用药时想尽量考虑周全些，以免出现失误，心情是可以理解的，这也是冠心病患者所希望的。

就中医辨证治疗冠心病来讲，其疗效欠佳的原因是多方面的，为了提高临床疗效，避免辨证治疗冠心病出现失误，在诊治冠心病患者时，应特别注意以下几个方面。

（1）合理运用辅助检查：合理运用辅助检查是提高诊断准确率，避免误诊误治的可靠方法。对于冠心病来说，心电图等检查很有必要，特别是对一些临床表现不典型的患者，有时只凭病史及临床表现，不仔细辨别，很难与急性胃炎、急性胆囊炎、急性胰腺炎、胆石症等相鉴别。在临床中有一些患者初始时诊断为胆石症、急性胆囊炎、急性胰腺炎、牙痛等，幸而后来借助心电图等检查，确诊为冠心病心绞痛甚至是心肌梗死，才不致酿成大错。

（2）做到辨病辨证结合：辨病与辨证相结合是现代中医诊治疾病基本的思路和方法，也是避免误诊误治的可靠手段。明确冠心病的诊断，分清是冠心病心绞痛还是心肌梗死亡，在此基础上详加辨证，找出疾病的症结所在，有利于提高治疗上的针对性，制定正确的治则和方药。

（3）重视类似证型鉴别：在冠心病的诸多证型中，不论是寒凝心脉型、心血瘀阻型、痰浊壅塞型之间，还是气阴两虚型、心肾阴虚型、阳气虚衰型之间，均有诸多类似之处，重视类似证型的鉴别，找出其不同点，仔细辨别分析，有助于避免辨证失误。

（4）分清缓急谨慎用药：冠心病有轻重缓急之不同，对于病情较轻、发病较缓者，可单纯采用中医的方法进行治疗，对于发病急、病情重之患者，单纯应用中医之方法治疗显得力量单薄，宜应用中西医结合的方法进行积极救治。分清疾病的轻重缓急，谨慎选用治疗方法和药物，可避免治疗用药的偏差和失误，提高临床疗效。

（5）注意饮食起居调摄：冠心病随时有再次急性发作的可能性，注意自我调养和饮食起居的调摄，是治疗冠心病的一个方面，也是避免治疗失误的重要一环。在临床中，由于突然生气、饮酒以及用力过猛而诱使心绞痛发作和出现心肌梗死者，不是时常可以见到吗？为了避免冠心病的再次急性发作，请您一定注意饮食起居调摄。

14 如何根据冠心病的病情选方用药？

咨询： 我今年 67 岁，患冠心病已 10 多年，近段时间总感觉胸闷气短，心慌不止，身体困乏，怕冷，找中医咨询说我这些症状属于典型的心阳不振，可选用参附汤加味进行调治，听说冠心病的证型很多，选方用药是不一样的，请您告诉我冠心病应如何选方用药？

解答： 辨证论治是中医的特色和优势，有什么样的证型要用什么药，医生说您是心阳不振，这只是冠心病诸多证型中其中的一个证型。中医通常将冠心病分为寒凝心脉型、气滞心胸型、痰浊闭阻型、心血瘀阻型、心气不足型、心阴亏损型、心阳不振型 7 种基本证型，其选方用药确实是各不一样的，下面给您简要介绍，供您参考。

寒凝心脉型冠心病的治疗应以祛寒活血、通阳宣痹为原则，方选当归四逆汤加减。基本用药有白芍、桂枝、当归、制附子、延胡索、降香、川芎、红花、赤芍各 9 克，细辛 3 克，干姜 6 克，并注意随症加减。其用法为每日 1 剂，水煎取汁，分早晚 2 次服。

气滞心胸型冠心病的治疗应以疏调气机、活血舒脉为原则，方选柴胡疏肝散加减。基本用药有柴胡、枳壳、香附、川芎、陈皮、白芍各 12 克，当归、蒲黄、丹参、延胡索各 10 克，沉香、降香各 9 克，甘草 6 克，并注意随症加减。其用法为每日

1剂，水煎取汁，分早晚 2 次服。

痰浊闭阻型冠心病的治疗应以通阳泄浊、豁痰开结为原则，方选瓜蒌薤白半夏汤加减。基本用药有瓜蒌 12 克，薤白、半夏、厚朴、枳实、桂枝、陈皮各 9 克，茯苓 15 克，炙甘草 6 克，并注意随症加减。其用法为每日 1 剂，水煎取汁，分早晚 2 次服。

心血瘀阻型冠心病的治疗应以活血化瘀、通脉止痛为原则，方选血府逐瘀汤加减。基本用药有当归、川芎、红花、赤芍、延胡索、柴胡、郁金、降香、川牛膝、桔梗、枳壳各 9 克，地龙 12 克，桃仁、炙甘草各 6 克，并注意随症加减。其用法为每日 1 剂，水煎取汁，分早晚 2 次服。

心气不足型冠心病的治疗应以补益心气、鼓动心脉为原则，方选保元汤加减。基本用药有人参 9 克，黄芪 18 克，麦冬、川芎、五味子、白芍、当归、丹参各 12 克，桂枝 9 克，炙甘草 6 克，并注意随症加减。其用法为每日 1 剂，水煎取汁，分早晚 2 次服。

心阴亏损型冠心病的治疗应以滋阴养血、活血通脉为原则，方选天王补心丹加减。基本用药有生地、玄参、沙参、丹参各 15 克，女贞子、麦冬、酸枣仁、当归、白芍各 12 克，远志、五味子各 9 克，桂枝、甘草各 6 克，并注意随症加减。其用法为每日 1 剂，水煎取汁，分早晚 2 次服。

心阳不振型冠心病的治疗应以补益阳气、温振心阳为原则，方选参附汤加味。基本用药有人参、制附子、炒白术、当归、肉桂、川芎各 9 克，细辛 3 克，干姜、炙甘草各 6 克，并注意随症加减。其用法为每日 1 剂，水煎取汁，分早晚 2 次服。

15 冠心病患者放支架后仍然感到胸闷气短可以用中药调理吗？

咨询： 我患冠心病已多年，一直坚持服药治疗，效果并不太好，前段时间进行了支架置入治疗，可惜放置支架后仍然时常感到胸闷气短，听说冠心病放支架后仍然胸闷气短的话可以用中药调理，我不太相信，请问<u>冠心病患者放支架后仍然感到胸闷气短可以用中药调理吗？</u>

解答： 像您这样冠心病放置支架后本以为病已治愈了，但仍然胸闷气短，或过几个月胸闷胸痛、心慌气短又发作者，在临床中时常可以见到，出现这种情况确实可用中药进行调理，通过应用中药活血化瘀通脉，改善微循环，能有效改善或消除胸闷胸痛、心慌气短等症状，预防或减少心绞痛、心肌梗死发生。

我们都知道，冠心病是由于大量脂质沉积在供应心肌的冠状动脉内壁，形成斑块、血栓，使冠状动脉狭窄或堵塞，引起心肌缺血、缺氧或坏死的疾病。放置支架的目的是减轻血管狭窄的程度，增加冠脉血流量，改善局部心肌血液供应，从而减轻或消除由于心肌缺血引起的胸闷胸痛、心慌气短等症状，达到治疗的目的。但这种治疗方法并不能从根本上消除冠心病的致病因素，只是一种"治标不治本"的方法，放置支架后如果忽视了冠心病的病因治疗，仍然可能在支架植入处再次发生狭窄或在其他未作支架的部位又形成狭窄，导致心绞痛复发或再次发生心肌梗死。另一方面，支架置入术使心外膜较大的冠状动脉血管实现了再通，但是更多的心肌深层的微血管未能完全开通，并且支架置入术使闭塞的冠状动脉再通的同时，也是对局部的刺激损伤，使病变处微血栓、血小板和粥样硬化斑块碎片等微栓子随血流冲走，引起远端微血管栓塞，所释放的缩血管物质诱发微血管痉挛，甚至造成微血管结构完整性破坏，最终可能导致在心肌的组织水平上并不能实现真正的再灌注，目前认为这很可能也是导致放置支架后冠心病患者仍然时常感到胸闷胸痛、心慌气短的原因之一。

概括起来，冠心病放置支架后之所以会仍然胸闷气短，或过几个月胸闷胸痛、心慌气短又发作，主要与支架内血栓形成、支架内再狭窄、其他部位的狭窄加重，以及心肌微循环出现障碍有关。放置支架以后，并非一劳永逸，要重视冠心病的病因治疗，积极预防动脉粥样硬化的发生和进展，包括戒除吸烟、调脂、控制高血压和糖尿病、控制体重、合理膳食、适当运动等，此外应长期坚持应用他汀类降脂药、抗血小板聚集药、血管紧张素转换酶抑制剂等，这对预防支架相关的再狭窄的发生和阻止其他部位病变的进展均至关重要。对于冠心病介入治疗后再次发生狭窄者，可视情况必要的时候再次行支架植入或冠脉搭桥术。

中医治疗冠心病有其独特的优势，通过活血化瘀、通脉止痛等治疗法则，以改善心肌微循环，降低血液黏稠度等，来发挥治疗作用。对于放置支架后再狭窄或心肌微循环障碍病变导致的放置支架后仍然胸闷气短，或过几个月胸闷胸痛、心慌气短又发作，中医认为是因为心脉受损，血瘀络阻造成的。由于体虚、寒凝、损伤以及情志因素等影响，引起血行不畅，心血痹阻，脉络不通，心失所养，就会出现胸闷胸痛、心慌气短等症状。根据不同患者的不同情况，以活血化瘀通脉为主，再配合以益气、温通、化痰等，灵活选方用药，能使心血瘀阻、心脉痹阻之情况逐渐改善，恢复心主血脉之正常功能，则胸闷胸痛、心慌气短等症状自可逐渐消除，就可避免或减少狭窄的发生或加重。大量临床实践表明，用中药调理冠心病放支架后仍然胸闷气短是行之有效的。

16 如何选用验方治疗冠心病？

咨询： 我今年58岁，患冠心病已10多年，一直服用西药治疗，我知道中医治疗冠心病方法多，而且不良反应少，听说验方治疗冠心病的效果就不错，我想与西药结合起来应用，以获得更好的疗效，但不知如何选用验方，麻烦您告诉我<u>如何选用验方治疗冠心病？</u>

解答： 确实像您说的那样，中医治疗冠心病有众多的方法，其疗效肯定，而且不良反应少，验方治疗就是其中的一种。验方是经验效方的简称。千方易得，一效难求，古今多少名医，毕其一生精力，在探求疾病的治疗中，反复尝试，反复验证，创造了一个个效验良方，此即验方。验方是医务界的同道在继承总结前人经验的基础上，融汇新知，不断创新，总结出的行之有效的经验新方。不断发掘整理名医专家治疗冠心病的经验效方，对于指导临床实践，提高治疗冠心病的临床疗效，无疑有举足轻重的作用。

　　用于治疗冠心病的验方很多，它们各有不同的使用范围，能否正确选择，直接关系到治疗效果。应当注意的是，验方只是某个医生或某些医生的临床经验总结，有些验方重复性较差，有些验方立足点较偏，由于冠心病病情较为复杂，其发病机制是多种多样、千变万化的，加之患者个体差异和病情轻重不一，部分方剂还含有毒性药物，因此在应用验方时，一定要在医生的指导下根据病情辨病辨证选用方，依据方剂来源认真核对原文，做到正确选方用方，并注意随病情的变化及时调整用药，切忌生搬硬套，以免引发不良事件。

17 治疗冠心病常用的验方有哪些？

咨询：我今年52岁，近段时间时常感到胸部憋闷不适，劳累或生气时更加明显，前天到医院就诊，经检查心电图等，确诊为冠心病，我想服用中药调治一段时间，听说有很多治疗冠心病的验方，服用后效果很不错，麻烦您告诉我治疗冠心病常用的验方有哪些？

解答：用于治疗冠心病的验方确实很多，如果恰当选择则应用效果好，需要注意的是每个验方都有其适用范围，选用验方一定要由有经验的医师作指导，切不可自作主张生搬硬套地选用，以免引发不良事件。下面给您介绍几个治疗冠心病的验方，您可咨询一下当地的医生，看是否可以选用。

（1）通络汤

组成：党参、丹参各30克，桂枝、枳壳、炙甘草各10克，瓜蒌20克，薤白15克，当归、红花各12克。胸闷胸痛剧烈者，加失笑散、三七；血瘀化火者加丹皮、栀子；头晕耳鸣、血压偏高者，加石决明、菊花、钩藤；苔腻纳呆者，加砂仁、茯苓；心悸、喘促明显者，加北五加皮、葶苈子；口干多饮、血糖升高者，加天花粉、怀山药；夜寐不佳者，加酸枣仁、柏子仁。

用法：每日1剂，水煎服，1个月为1个疗程。心绞痛发作频繁者舌下含服硝酸甘油0.5毫克，必要时住院治疗。

功效：温通胸阳，化瘀通络。

主治：冠心病心绞痛。

（2）舒心汤

组成：淫羊藿、当归、丹参各15克，怀牛膝、瓜蒌、薤白各10克，制何首乌20克，山萸肉6克，麦冬12克。眠差加枣仁；心功能不全加炒葶苈子、黄芪、鲜生姜；高血压合钩藤散（含天麻、钩藤、黄芩、菊花等）；糖尿病加天花粉。

用法：每日1剂，水煎服，4周为1个疗程。

功效：温阳益气，化瘀舒心。

主治：冠心病心绞痛。

（3）心痹汤

组成：黄芪30克，赤芍、蒲黄各15克，人参、当归、麦冬、川芎各10克，五味子、炙甘草各5克。寒凝心脉者加炮附子、肉桂；气滞胸闷者加石菖蒲、郁金；瘀血内阻者加三七、丹参；心气不足者人参倍增，酌加白术；心阴不足者加阿胶、生地；心阳气虚者加桂枝、干姜。

用法：每日 1 剂，水煎取汁，分 2 次服，重症患者每日 2 剂，水煎分 4 次服。2 周后改为隔日 1 剂，1 个月为 1 个疗程。

功效：补气活血，养阴宣痹。

主治：冠心病心绞痛。

（4）丹参首乌汤

组成：丹参 30 克，何首乌、当归、川芎、山楂各 15 克，红花、五灵脂、益母草、郁金、刘寄奴、延胡索、赤芍、泽泻各 10 克，三七粉（冲服）2 克。

用法：每日 1 剂，水煎取汁，分 2 次温服，同时常规服用西药异山梨脂（每次 5 毫克，每日 3 次口服）、阿替洛尔（每次 25 毫克，每日 2 次口服）等，4 周为 1 个疗程。

功效：活血祛瘀，通络止痛。

主治：冠心病血瘀证。

（5）益心通脉汤

组成：党参、鸡血藤、炒枣仁各 20 克，丹参、葛根各 30 克，红花、赤芍、川芎、郁金、石菖蒲、远志各 10 克，炙甘草 9 克。阳虚者加熟附子 12 克，桂枝 9 克；偏阴虚者加熟地 15 克，麦冬 10 克，五味子 6 克；痰浊内盛者加瓜蒌 15 克，薤白 10 克；兼气滞者加枳壳、柴胡各 10 克；高血压者加钩藤 20 克，白芍 15 克；脉结代者加苦参 10 克。

用法：每日 1 剂，水煎取汁，分早晚温服，4 周为 1 个疗程。

功效：益气养心，活血化瘀通脉。

主治：冠心病心绞痛。

（6）补心通络汤

组成：党参、当归、丹参、仙灵脾各20克，麦冬30克，川芎、红花、黄芪各15克，玉竹、白僵蚕、石菖蒲各10克，水蛭6克，三七（吞服）4克。

用法：每日1剂，水煎取汁，分早晚2次服。

功效：益气养阴，化瘀通络，兼祛痰浊。

主治：冠心病。

（7）参芪通脉汤

组成：黄芪60~100克，丹参40克，赤芍、王不留行各30克，党参、川芎各20克，桂枝15克，桃仁、红花、当归、炙甘草各10克，三七粉（冲服）4克，生姜3片，大枣3枚。阳虚者加制附子10~15克；气虚甚者去党参，加红参10克；气滞重者加芸香、薤白各10克；痰滞重者加瓜蒌、白芥子各15克，半夏10克；脘痛纳差者加砂仁10克，或焦三仙各15克。

用法：每日1剂，水煎取汁，分早晚2次服。

功效：补气活血，祛瘀通脉。

主治：冠心病。

18 如何正确煎煮中药汤剂？

咨询：我患冠心病多年，一直服西药和中成药治疗，药是没有少吃，但效果就是不好，现在体质很虚弱，准备服用中药汤剂调理一段时间，听说煎煮中药很有讲究，如果煎煮方法不正确，即使再好的中药也难以取得满意的疗效，我想知道**如何正确煎煮中药汤剂？**

解答：汤药是临床最常采用的中药剂型，正像您说的那样，煎煮汤药的方法直接影响药物的疗效。为了保证临床用药能获得预期的疗效，煎煮中药汤剂必须采用正确的方法。

（1）煎药器具的选择：煎煮中药最好选择砂锅、砂罐，因其不易与药物成分发生化学反应，并且导热均匀，传热较慢，保暖性能好，可慢慢提高温度，使药内有效成分充分释放到汤液中来。其次也可选用搪瓷制品。煎煮中药忌用铁、铜、铝等金属器具。

（2）煎药用水的选择：煎药用水必须无异味、洁净、澄清，含无机盐及杂质少，以免影响口味、引起中药成分的损失或变化。

（3）煎煮时加水多少：煎药用水量应根据药物的性质、患者年龄及用途而定。加水量应为饮片吸水量、煎煮过程中蒸发量以及煎煮后所需药液量的总和。一般用水量为将饮片适当加压后，液面淹没过饮片约2厘米为宜。质地坚硬、黏稠或需要久煎的药物，加水量可比一般药物略多；质地疏松或有效成分容易挥发、煎煮时间较短的药物，则液面淹没药物即可。

（4）煎煮前如何浸泡：中药饮片煎前浸泡，既有利于有效成分的充分溶出，又可缩短煎煮时间。多数药物宜用冷水浸泡，一般药物可浸泡20~30分钟，以果实、种子为主的药可浸泡1小时左右。夏季气温较高时，浸泡的时间不宜过长，以免腐败变质。

（5）煎煮的火候和时间：煎煮中药的火候和时间应根据药物的性质和用途而定。煎一般药宜先武火后文火，即未沸前用大火，沸后用小火保持微沸状态。解表药及其他芳香性药物，一般用武火迅速煮沸，之后改用文火维持10~15分钟即可。有效成分不易煎出的矿物类、骨角类、贝壳类、甲壳类药及补益药，一般宜文火久煎，通常是沸后再煎 20~30 分钟，以使有效成分充分溶出。第二煎则通常较第一煎缩短 5~10 分钟。

（6）如何榨渣取汁：汤剂煎成后应榨渣取汁，因为一般药物加水煎煮后都会吸附一定的药液，同时已经溶入药液的有效成分可能被药渣再吸附。如药渣不经压榨取汁就抛弃，会造成有效成分的损失。

（7）煎煮的次数：煎药时药物有效成分首先会溶解进入药材组织的水溶液中，然后再扩散到药材外部的水溶液中，到药材内外溶液的浓度达到平衡时，因渗透压平衡，有效成分就不再溶出了，这时只有将药液滤出，重新加水煎煮，有效成分才能继续溶出。为了充分利用药材，避免浪费，使药物有效成分充分溶出，每剂中药不可煎 1 次就弃掉，最好是煎两次或三次。

（8）入药方法：一般药物可以同时入煎，但部分药物因其性质、性能及临床用途的不同，所需煎煮的时间不同，所以煎煮中药汤剂还应讲究入药的方法，以保证药物应有的疗效。入药方法有先煎、后下、包煎、另煎、烊化及冲服等。

先煎：凡质地坚硬、在水里溶解度小的药物，如矿物类的磁石、寒水石，贝壳类的牡蛎、石决明等，应先入煎一段时间，再纳入其他药物同煎；川乌、附子等药，因其毒性经久煎可以降低，也应先煎，以确保用药安全。

后下：凡因其有效成分煎煮时容易挥发、扩散或破坏而不耐煎煮者，如发汗药薄荷、荆芥，芳香健胃药白蔻仁、茴香，以及大黄、番泻叶等宜后下，待他药煎煮将成时投入，煎沸几分钟即可。大黄、番泻叶等药有时甚至可以直接用开水冲泡服用。

包煎：凡药材质地过轻，煎煮时易飘浮在药液面上，或成糊状，不便于煎煮及服用者，如蒲黄、海金沙等，应用布包好入煎。药材较细，又含淀粉、黏液质较多的药，如车前子、葶苈子等，煎煮时容易粘锅、糊化、焦化，也应包煎。有些药材有毛，对咽喉有刺激性，如辛夷、旋覆花等，也要用纱布包裹入煎。

另煎：人参等贵重药物宜另煎，以免煎出的有效成分被其他药渣吸附，造成浪费。

烊化：有些药物，如阿胶、蜂蜜、饴糖等，容易黏附于其他药物的药渣中或锅底，既浪费药物，又容易焦煳，宜另行烊化后再与其他药汁兑服。

冲服：入水即化的药，如竹沥等汁性药物，宜用煎好的其他药液或开水冲服。价格昂贵的药物，不易溶于水及加热易挥发的药物，如牛黄、朱砂、琥珀等，也宜冲服。

通常情况下，医生在开出中药方的同时，会告诉您煎煮中药的方法，您只要照医生说的去做就可以了，在药房取中药煎剂时，中药师也会告诉您一些注意事项，这也是煎煮中药汤剂时应当特别注意的。总之，只要您记住医生的医嘱和中药师交代的注意事项，一般就能正确煎煮中药汤剂。

19 治疗冠心病为什么要谨慎合理地使用中草药？

咨询：我今年53岁，近段时间总感到胸部闷痛不适，劳累时更重，前天到医院就诊，经检查确诊为冠心病，听说中草药无毒副作用，我想用中药调治一段时间，可医生说使用中草药也应谨慎合理，请问治疗冠心病为什么要谨慎合理地使用中草药？

解答：冠心病是严重危害人们健康和生活质量的常见病、多发病，尽管治疗冠心病的药物有很多种，其方法也多种多样，但时至今日还没有哪一种药物或方法一用就能彻底治愈冠心病，需药物治疗、饮食调养、手术治疗、介入治疗诸方法相互配合应用，方能取得较为满意的疗效。现今，越来越多的中草药被试用治疗冠心病，治疗冠心病的验方以及新的中成药更是层出不穷，有相当一部分冠心病患者认为中药无毒副作用，应用中药治疗冠心病即使无效也无坏处，今天用这个验方，明天又换那个新药，其实中草药同样有毒副作用，治疗冠心病也应注意谨慎合理地使用中草药。

（1）中草药也有不同程度的毒副作用：一般的说法中草药无毒副作用，其实这种观点是错误的，是药三分毒，有相当一部分中草药有不同程度的毒副作用，尤其是不恰当地长期服用时，其毒副作用更加明显，前些年的"关木通致肾衰竭事件""龙胆泻肝丸事件"不都是由中草药的毒副作用引发的吗？比如中药蚤休、皂角所含皂苷和酚类，长期服用可引起恶心呕吐、头痛、食欲下降、便溏腹胀等症状，并可引发肝细胞坏死；郁金、姜黄所含樟脑能引发中枢兴奋、烦躁不安、头痛头昏；桃仁可致神经系统严重损害；川楝子所含毒素可抑制呼吸、引发内脏出血等。即使药性比较平和、没有发现其有明显毒副作用的中草药，长期服用也有偏热偏凉、滋腻碍胃等问题，其安全性也大打折扣。中医讲究"中病即止"，辨证论治，不可长期服用毒副作用强的中草药。因此，使用中草药治疗冠心病必须谨慎选择，合理运用，做到选药恰当，剂量合适，疗效才显著。

（2）应用中草药诈骗钱财者时有发生：采用中草药治疗冠心病以其确能改善心肌供血，防治冠心病心绞痛和心肌梗死，有效缓解胸闷胸痛等自觉症状，无明显毒副作用，具有简、便、廉的特点而深受广大冠心病患者的欢迎。需要指出的是，有不少利欲熏心者打着用中草药治疗冠心病的幌子，把中草药治疗冠心病当成赚钱、骗钱的重要手段，应用中草药诈骗中老年冠心病患者钱财者时有发生。目前报纸、电视以及街头随处可见的治疗冠心病的小广告，其承诺比比皆是，只要稍有医学常识者都知道以上承诺纯属谎话，那么又为什么有如此众多的承诺广告呢？其结论就是利用冠心病患者求医若渴的心理诈骗钱财。因此广大患者必须保持清醒的头脑，多问几个为什么，谨慎使用中草药，千万不可轻信治疗冠心病的小广告。

（3）中药同样面临药贵而疗效不显著的情况：中草药曾以简、便、廉著称，享有较高的声誉，问题是现今许多中药贵得令人咋舌，含有冬虫夏草、穿山甲、砂仁等名贵中药材的中药汤剂其价钱更是高得离谱。治疗冠心病不是服用一剂、两剂中药就能达到目的的，一吃就是几十剂甚至上百剂，其价格自然不菲。另外，如果没有医术高明的中医大夫，中草药治疗冠心病有可能出现疗效不显著的情况。因此，应用中草药治疗冠心病选择中医大夫要三思而行，并视自己的经济情况谨慎合理地使用。

20 如何选择治疗冠心病的中成药？

咨询：我今年55岁，患冠心病已经多年，近两月一直服用中药汤剂，效果不错，可天天煎煮中药不太方便，准备改用中成药，听说用于治疗冠心病的中成药有很多，其选择使用也有讲究，我想了解一些这方面的知识，请您告诉我如何选择治疗冠心病的中成药？

解答：用于治疗冠心病的中成药的确有很多，它们各有不同的使用范围，临床上如何选择使用，直接关系到治疗效果，作为冠心病患者，了解一些这方面的知识是很有必要的。

通常情况下，冠心病患者应根据医生的医嘱选择使用中成药，在选用中成药前，首先要仔细阅读说明书，了解其功效和主治，之后根据具体情况，有的放矢地使用。

（1）医生指导：虽然相对西药而言中成药的毒副作用要低得多，但是由于中成药有其各自的功效、适应证，若药不对症，不仅无治疗作用，反而会加重病情，甚至引发不良反应，因此冠心病患者在选用中成药时，一定要请教一下医生，在医生的指导下选用。

（2）阅读标签：大凡中成药，在其外包装上都有标签，有的还有说明书，不论是标签还是说明书，其上面都能提供该药的功效、适应证、用法用量、注意事项等，仔细阅读中成药上面的标签和说明书，对正确选用中成药大有好处。

（3）辨病选药：即选用针对治疗冠心病这个病的药物，这些药物都是针对冠心病而研制的，具有活血化瘀、改善心肌缺血、缓解心绞痛、防治心肌梗死等功效，一般无明显的寒热偏性，只要诊断明确即可依病选用。如治疗冠心病均可选用复方丹参片、冠心苏合香丸、地奥心血康等治疗。

（4）辨证选药：即根据冠心病发病机制和临床表现的不同，通过辨证分型，确立相应的治则，之后根据治疗原则选取中成药。如心血瘀阻型可选用冠心丹参片、三七丹参颗粒、三七冠心宁胶囊，心气不足型可选用补心气口服液、益心复脉颗粒、益心口服液，心阴亏损型可选用滋心阴口服液、通脉养心丸等。

（5）综合选药：即综合考虑冠心病患者的病情及临床表现来选择适宜的中成药。有时患者胸闷胸痛较重，且临床表现复杂，可选用两种或两种以上的药物，通过多种途径给药，方能取得好的效果。比如有些冠心病患者即有心血瘀阻之情况，又出现心气不足之症状，治疗宜活血化瘀与补益心气并行，可选用冠心丹参滴丸配补心气口服液，同时宜随病情的变化随时调整、更改用药。

21 治疗冠心病常用的注射用中药针剂有哪些？

咨询： 我患冠心病已多年，由于近段时间心绞痛频发，目前正在医院住院治疗，静脉输液用的有中药针剂舒血宁注射液，听医生说有很多用于治疗冠心病的中药针剂，可根据不同的病情选择使用，我想了解一下，请问**治疗冠心病常用的注射用中药针剂有哪些？**

解答： 注射用中药针剂是指将中药经提取和纯化精制而成的，专供注入体内的灭菌制剂。注射用中药针剂的出现，改变了中药传统的给药方式，是近几十年来创制的重要新剂型。注射用中药针剂具有给药快捷、起效迅速、生物利用度高、适用于急救等优点，尤其适用于治疗急重症患者，是一种大有前途的中药新生剂型。

治疗冠心病的注射用中药针剂确实有很多，下面选取临床常用者，从药物组成、功能主治、用法用量、注意事项几方面予以介绍，供您参考。

（1）参麦注射液

组成：人参、麦冬。

功效：补气生津固脱。

主治：用于治疗厥证、虚证等，使用本品的基本指征是眩晕，晕厥，汗出，心悸，口渴，脉微。现在常用于冠心病心肌梗死、脑梗死、脑出血等并发心源性休克以及低血压、热病后恢复期出现上述症状者。

用法：每次5~10毫升，稀释于5%葡萄糖注射液250毫升中，静脉滴注。

注意事项：阳衰阴盛者不宜用。

（2）生脉注射液

组成：人参、麦冬、五味子。

功效：益气复脉，养阴生津固脱。

主治：用于治疗心肌梗死、心源性休克、感染性休克、中风脱证等，出现气阴两亏、脉虚欲脱之心悸、气短、四肢厥冷、汗出、脉微欲绝证候者。

用法：每次20~100毫升，稀释于5%葡萄糖注射液250~500毫升中，静脉滴注，每日1次，或遵医嘱。

注意事项：本品静脉滴注速度不宜过快，特别对高龄患者更应注意。静脉滴注后有个别患者会出现发热现象，出现此情况应立即停药，一般停药后症状会自行消失，反应剧烈者适当使用抗过敏药物。

（3）舒血宁注射液

组成：银杏叶提取物。

功效：扩张血管，改善微循环。

主治：用于治疗缺血性心脑血管疾病，冠心病，心绞痛，脑梗塞，脑血管痉挛等。

用法：肌内注射，每次10毫升，每日1~2次；静脉滴注，每20毫升，稀释于5%葡萄糖注射液250~500毫升，每日1次，或遵医嘱。

注意事项：孕妇及心力衰竭者慎用，对乙醇过敏者慎用。

（4）复方丹参注射液

组成：丹参、降香提取物。

功效：活血化瘀，理气止痛，祛瘀生新。

主治：适用于冠心病，缺血性脑血管病，慢性肝炎、肝硬化，高脂血症等。

用法：每次 8~12 毫升，稀释于 5% 或 10% 葡萄糖注射液 250~500 毫升中，静脉滴注，每日 1 次。

注意事项：不得与普萘洛尔注射液混合使用。滴注速度不可过快，个别患者可出现过敏、皮疹、头晕、心悸、口干、腹胀等，极少数肌注部位红肿疼痛。血分有热者禁用，有出血倾向者禁用。

（5）三七总皂苷注射液

组成：三七提取之有效成分三七总皂苷。

功效：活血祛瘀，消肿镇痛，溶栓抗炎，止血，改善微循环，对血管闭塞性疾病具有良好的治疗作用，能消除自由基，保护脑细胞，对缺血缺氧引起的脑损伤与脊髓损伤有明显的康复效果。

主治：用于治疗脑梗死，颅脑损伤，脑水肿，脑出血，脑动脉硬化，冠心病、心绞痛、心肌梗死，神经衰弱等。

用法：肌内注射，每次 100 毫克，每日 1~2 次；静脉滴注，每次 400 毫克，稀释于 5% 或 10% 葡萄糖注射液 250~500 毫升或生理盐水 250 毫升中，每日 1 次。

注意事项：脑出血急性期尽量避免使用，若确需应用，用量宜控制在每日 100~200 毫克。

22 治疗冠心病常用的口服类中成药有哪些？

咨询： 我是冠心病老病号，前一段时间心绞痛发作频繁，住院时用中成药血塞通注射液，现在病情已经好转并稳定，想出院继续用中药巩固治疗，因为出院后输液和服用中药汤剂都不太方便，准备改用口服中成药，请问治疗冠心病常用的口服类中成药有哪些？

解答： 的确像您说的那样，静脉滴注用药需要在医院进行，服用中药汤剂又太麻烦，相比之下，口服中成药比较方便，所以深受广大患者的欢迎。用于治疗冠心病的口服类中成药较多，它们有不同的适用范围，下面选取几个临床较常用者，逐一给您介绍，但您要切记，如果要用的话，一定要在医生的指导下选用，以免引发不良事件。

（1）冠脉通片

组成：枸杞子、何首乌、淫羊藿、红花、石菖蒲、丹参、桑寄生、冰片。

功效：活血化瘀，芳香开窍，补益肝肾。

主治：用于治疗冠心病、心绞痛等。

用法：每次6片（每片0.35克），每日3次，温开水送服。

注意事项：孕妇忌用，体实痰热痹阻者忌用。

（2）舒心宁片

组成：丹参、川芎、赤芍、红花、当归、太子参、薤白、瓜蒌皮、远志、降香、石菖蒲、甘草。

功效：活血化瘀，行气止痛，能改善冠状动脉血液循环。

主治：用于治疗冠心病、心绞痛，高血压，高胆固醇血症。

用法：每次 5~6 片（每片 0.3 克），每日 3 次，温开水送服。

注意事项：孕妇忌服，痰瘀化热或肝阳上亢者不宜用，忌食肥甘厚味。

（3）冠脉宁片

组成：丹参、没药、鸡血藤、血竭、延胡索、当归、郁金、制何首乌、桃仁、黄精、红花、葛根、乳香、冰片。

功效：活血化瘀，行气止痛。

主治：用于治疗以胸部刺痛，固定不移，入夜尤甚，心悸不宁，舌质紫暗，脉沉弦为主要症状的冠心病、心绞痛，冠状动脉供血不足。

用法：每次 5 片（每片 0.3 克），每日 3 次，温开水送服，或遵医嘱。

注意事项：孕妇忌服，月经过多及出血性疾病慎用。

（4）康尔心胶囊

组成：三七、人参、麦冬、丹参、枸杞子、何首乌、山楂。

功效：益气活血，滋阴补肾，增加冠脉血流量，降低血脂。

主治：用于治疗冠心病，心绞痛，胸闷气短等。

用法：每次 4 粒（每粒 0.4 克），每日 3 次，温开水送服。

注意事项：实邪痰热、阴虚阳亢者忌服，忌食油腻生冷食物。

（5）复方丹参片

组成：丹参、三七、冰片。

功效：活血化瘀，理气止痛。

主治：用于气滞血瘀所致的胸痹，症见胸闷、心前区疼痛，冠心病、心绞痛见上述证候者。

用法：每次3片，每日3次，温开水送服。

注意事项：孕妇忌用，脾胃虚寒者慎用。

（6）冠心康颗粒

组成：赤芍、丹参、降香、红花、川芎。

功效：活血行气，化瘀止痛。

主治：用于血瘀气滞、心脉痹阻所致之冠心病，心绞痛。

用法：每次1袋（每袋10克），每日3次，开水冲服。

注意事项：孕妇忌用，月经过多和出血性疾病慎用。

（7）冠心丹参片

组成：丹参、三七、降香油。

功效：活血化瘀，理气止痛。

主治：用于治疗气滞血瘀之冠心病所致的胸闷、胸痛，心悸气短。

用法：每次3片，每日3次，温开水送服。

注意事项：孕妇忌服，月经过多及出血性疾病慎用。

（8）参松养心胶囊

组成：人参、麦冬、山茱萸、丹参、炒酸枣仁、桑寄生、赤芍、土鳖虫、甘松、黄连、南五味子、龙骨。

功效：益气养阴，活血通络，清心安神。

主治：用于治疗气阴两虚、心络瘀阻引起的冠心病室性早搏，症见心悸不安，气短乏力，动则加剧，胸部闷痛，失眠多梦，盗汗，神倦懒言等。

用法：每次4粒（每粒0.3克），每日3次，温开水送服。

注意事项：个别患者服药期间可出现腹胀。应注意配合原发性疾病的治疗。

23 治疗冠心病患者高脂血症常用的中成药有哪些？

咨询：我今年49岁，平时喜欢饮酒，体型肥胖，患高脂血症、冠心病已数年，我知道高脂血症与冠心病关系密切，像我这种情况应该两种病一同治疗，听说有不少中成药降血脂的疗效不错，我想试用一段时间，麻烦您告诉我治疗冠心病患者高脂血症常用的中成药有哪些？

解答：确实像您所说的那样，高脂血症与冠心病的关系密切，治疗冠心病必须注意控制高脂血症。用于治疗高脂血症的中成药有很多种，其中不乏同时对冠心病也有较好疗效者，下面给您介绍一些治疗高脂血症常用的中成药，供您参考。

（1）血脂宁丸

组成：山楂、何首乌、荷叶等。

功效：降低血脂，软化血管。

主治：用于治疗高脂血症、冠心病，应用指征是瘀浊痹阻脉络，主要见症为血脂增高，胸闷胸痛，头痛头晕，肢麻等。

用法：每次2丸(每丸重9克)，每日2~3次，温开水送服。

注意事项：严重胃溃疡、胃酸分泌多者禁用或慎用。

（2）心安宁片

组成：葛根、山楂、制何首乌、珍珠粉。

功效：养阴宁心，化瘀通络，降低血脂。

主治：用于治疗高脂血症，心绞痛，以及高血压引起的眩晕头痛、耳鸣心悸等。

用法：每次4~5片（每片重0.4克），每日3次，温开水送服。

注意事项：肝阳上亢，痰热蒙蔽所致者不宜使用。

（3）脂必妥片

组成：山楂、白术、红曲等。

功效：消痰化瘀，健脾和胃。

主治：用于治疗痰瘀互结、血气不足所致的高脂血症，症见头晕胸闷，腹胀纳呆，神疲乏力等。

用法：每次3片（每片重0.35克），每日3次，温开水送服。

注意事项：孕妇及哺乳期妇女禁用。

（4）决明降脂片

组成：决明子、茵陈、何首乌、桑寄生、维生素C、维生素B$_2$、烟酸。

功效：降低血脂。

主治：用于治疗高脂血症，冠心病等。其辨证要点是湿热蕴结，肝肾不足，主要见症为血脂增高，头晕，胁痛，纳呆，神疲。

用法：每次4~6片（每片重0.35克），每日3次，温开水送服。

注意事项：肝胆湿热壅盛者忌服。

（5）山楂降脂片

组成：决明子、山楂、荷叶。

功效：清热活血，降浊通便。

主治：用于治疗痰浊瘀滞所致的高血压病、高脂血症，亦可用于预防动脉粥样硬化。

用法：每次 8 片（每片重 0.35 克），每日 3 次，温开水送服。

注意事项：脾虚便溏者不宜用。

（6）脂可清胶囊

组成：山楂、葶苈子、茵陈、泽泻、黄芩。

功效：宣通导滞，通络散结，消痰降脂。

主治：用于治疗高脂血症，适宜于痰湿内盛引起的眩晕头重，四肢酸沉，神疲少气，肢麻胸闷等。

用法：每次 2~3 粒（每片重 0.5 克），每日 3 次，温开水送服。

注意事项：体弱者及孕妇禁服。

24 治疗冠心病患者糖尿病常用的中成药有哪些？

咨询： 我今年 60 岁，患冠心病已 10 多年，前几天又查出糖尿病，目前正在服用复方丹参滴丸、阿替洛尔等药治疗冠心病，听说有些中成药不仅能控制糖尿病，还具有调治冠心病的作用，我想配合服用一段时间，麻烦您介绍一下治疗冠心病患者糖尿病常用的中成药有哪些？

解答： 糖尿病与冠心病有着密切的关系，有相当一部分冠心病患者伴发有糖尿病，在治疗时应注意二者兼顾。临床中用于治疗糖尿病的中成药有很多，其中有些确实还具有一定的调治冠心病的作用，下面给您介绍一些，供您参考。您若想用的话，最好找当地医生咨询一下，在他的指导下应用。

（1）玉泉片

组成：天花粉、葛根、熟地、五味子、麦冬、茯苓、乌梅、黄芪、甘草。

功效：生津止渴，清热除烦，养阴益气。

主治：用于治疗气阴不足型糖尿病，症见口渴多饮，消谷善饥等。

用法：每次8片（每片重0.35克），每日4次，温开水送服。

注意事项：治疗糖尿病过程中应注意监测血糖，必要时采用中西医结合疗法。

（2）消渴丸

组成：葛根、黄芪、熟地、天花粉、玉米须、五味子、山药、格列本脲。

功效：滋肾养阴，益气生津。

主治：用于治疗多饮、多食、多尿、消瘦、体倦乏力、睡眠差、腰痛、尿糖及血糖升高之气阴两虚型消渴症。

用法：每次5~10丸，每日3次，饭后温开水送服。

注意事项：服用本品时严禁加服降血糖之化学类药物，肝炎患者、严重肾功能不全、少年糖尿病患者、酮体糖尿、妊娠期糖尿病、糖尿性昏迷等患者不宜使用，个别患者偶见格列本脲所致不良反应，请在医生指导下用药。

（3）降糖胶囊

组成：人参、知母、三颗针、干姜、五味子、人参茎叶皂苷。

功效：清热生津，滋阴润燥。

主治：用于治疗消渴症以多饮、多食、多尿、消瘦、体倦乏力为主要表现者。

用法：每次 4~6 粒（每粒重 0.3 克），每日 3 次，温开水送服。

注意事项：忌食辛辣油腻之品，戒除吸烟饮酒。

（4）金芪降糖片

组成：黄连、黄芪、金银花。

功效：清热益气。

主治：用于治疗气虚兼内热之消渴病，症见口渴多饮，易饥多食，气短乏力等，多见于轻、中型非胰岛素依赖型糖尿病。

用法：每次 7~10 片（每片重 0.42 克），每日 3 次，饭前半小时服用。

注意事项：病情较重者应适当配合西药治疗。

（5）降糖舒胶囊

组成：人参、刺五加、牡蛎、葛根、知母、山药、麦冬、枳壳、枸杞子、黄精、熟地、丹参、生石膏、玄参、乌药、黄芪、益智仁、生地、荔枝核、芡实、五味子、天花粉。

功效：滋阴补肾，生津止渴。

主治：用于治疗糖尿病。

用法：每次 4~6 粒（每粒重 0.3 克），每日 3 次，温开水送服。

注意事项：忌食辛辣之品。

（6）糖尿乐胶囊

组成：天花粉、山药、黄芪、红参、熟地、枸杞子、知母、天冬、茯苓、山茱萸、五味子、葛根、鸡内金。

功效：滋阴补肾，益气润肺，和胃生津，调节代谢功能。

主治：用于治疗消渴症引起的多饮、多食、多尿，四肢无力等，可降低血糖、尿糖。

用法：每次 3~4 粒（每粒重 0.3 克），每日 3 次，温开水送服。

注意事项：忌食含糖量高的食物，戒除吸烟饮酒。

25 治疗冠心病患者高血压病常用的中成药有哪些？

咨询： 我今年 55 岁，患冠心病已经 6 年，近段时间血压也升高了，医院的医生说有些中成药具有多重功效，若选择合适的话，既能降低血压，又可改善心脏血液循环，缓解胸闷不适等症状，我想试一试，请您告诉我治疗冠心病患者高血压病常用的中成药有哪些？

解答： 这里首先告诉您，冠心病与高血压的关系密切，控制高血压是治疗冠心病的一个重要方面。用于治疗高血压的中成药有很多，下面给您介绍一些临床常用者，您可以在医生的指导下选择使用。

（1）镇心降压片

组成：梧桐叶、山楂、僵蚕、珍珠（飞）等。

功效：平肝潜阳，熄风降压。

主治：适用于治疗高血压出现头晕目眩、胸闷心悸、心烦易怒等症状者。

用法：每次 5 片（每片 0.3 克），每日 3 次，温开水送服。

注意事项：气血不足型、阴阳两虚型、冲任失调型患者不宜用，孕妇慎用，忌恼怒，忌酒，少食肥甘之品。

（2）葛藤降压片

组成：钩藤、葛根、氢氯噻嗪。

功效：平肝熄风，解肌止痛。

主治：用于治疗高血压、冠心病之颈项强痛、头昏头痛、失眠心悸。

用法：每次 4~5 片（每片 0.3 克），每日 3~4 次，温开水送服。

注意事项：痰浊内蕴型、气血不足型的高血压患者疗效欠佳。忌辛辣油腻之品。

（3）养阴降压胶囊

组成：龟甲、珍珠层粉、赭石、白芍、石膏、天麻、钩藤、夏枯草、牛黄、青木香、槐米、吴茱萸、大黄、五味子、人参、冰片。

功效：滋阴潜阳，平肝安神，活血通络。

主治：适用于治疗肝肾阴虚、肝阳上亢所致的高血压，症见头晕头痛、颈项不适，目眩耳鸣，行走不稳，心悸心痛，烦躁易怒，失眠多梦。

用法：每次 4~6 粒（每粒 0.5 克），每日 2~3 次，温开水送服。

注意事项：实热痰湿证患者不宜用，气血不足型、阴阳两虚型患者也不宜用，孕妇忌用。注意调畅情志，戒除烟酒，少食辛辣肥腻之食物。

（4）降压养血冲剂

组成：珍珠母、青木香、野菊花、白芍、桑椹、黄芩、地骨皮、蒺藜、夏枯草等。

功效：滋阴养血，平肝潜阳，清热息风。

主治：用于高血压，肝肾不足、肝阳上亢所致的头晕头痛，耳鸣目眩，失眠多梦，心悸胸闷等。

用法：每次1袋（每袋10克），每日2次，开水冲服。

注意事项：无阳热征象者不宜用，忌忧伤气恼，少食辛辣肥腻之食物，孕妇禁用。

（5）清脑降压胶囊

组成：夏枯草、黄芩、生地、决明子、磁石、钩藤、地龙、珍珠母、丹参、槐米、当归、牛膝、水蛭。

功效：清肝泻热，熄风潜阳，化瘀生新。

主治：用于治疗肝阴不足、肝阳偏亢之高血压，可见头痛头晕、眼花耳鸣、失眠健忘、心悸乏力等症状。

用法：每次4~6粒（每粒0.5克），每日3次，温开水送服。

注意事项：气血不足型、痰浊内蕴型、阴阳两虚型患者不宜用，孕妇忌用。忌恼怒忧伤，少食辛辣肥腻之食物，戒烟酒。

（6）松龄血脉康胶囊

组成：葛根、珍珠层粉、松针（叶）等。

功效：平肝潜阳，镇心安神。

主治：用于治疗高血压见有头痛眩晕、心悸失眠、烦躁易怒、颈项强痛、口苦口干、耳鸣健忘等属于肝阳上亢者。

用法：每次3粒（每粒0.5克），每日3次，温开水送服。

注意事项：气血不足型、阴阳两虚型、瘀血阻络型患者不宜用，忌恼怒，少食辛辣肥腻之食物。

26 冠心宁注射液是一种什么药？

咨询： 我今年59岁，患冠心病已多年，由于近段时间心绞痛发作频繁，正在医院住院治疗，输液用药有冠心宁注射液，咨询了几个冠心病老病号，他们也输过冠心宁注射液，我想了解一些冠心宁注射液的情况，麻烦您告诉我冠心宁注射液是一种什么药？

解答： 冠心宁注射液是中药与现代制药技术相结合的产物，是治疗冠心病心绞痛最常用的注射用中药针剂之一，冠心宁注射液以其显著的疗效深受广大患者欢迎。

冠心宁注射液的主要成分是中医丹参和川芎，辅料为聚山梨酯80、依地酸二钠、亚硫酸氢钠。其中川芎味辛，性温，具有行气开郁、活血止痛之功效，是最常用的活血化瘀中药之一；丹参具有活血化瘀调经、凉血消痈以及养血安神之功效，是活血化瘀类的要药，也是当今临床应用最多的天然药物。现代药理研究发现，川芎能提高心肌血流量，丹参可扩张冠状动脉，增加冠状动脉血流量，对急性心肌缺血有一定的保护作用。

冠心宁注射液具有活血化瘀、通脉养心之功效，适用于治疗冠心病心绞痛。其用法通常是每次2毫升，每日1~2次，肌内注射；或每次10~20毫升，用5%葡萄糖注射液500毫升稀释后，静脉滴注，每日1次。应当注意的是，对本品及其成分过敏者禁用，过敏体质者慎用，有出血倾向者禁用，孕妇慎用。本品含丹参，忌与含藜芦的药物同用，不良反应主要有头晕、寒颤、烦躁、出汗等不适症状。冠心宁注射液严禁静脉推注使用，不能与其他药物混合滴注。用药期间饮食宜清淡，忌食生冷、油腻、辛辣难消化之食物，同时还应注意戒酒，注意休息，避免劳累，保持心情舒畅，保证充足有效的睡眠，以免加重病情。

27 冠心苏合香丸是一种什么药？

咨询：我患冠心病已多年，近段时间用的是冠心苏合香丸，病情控制得很好，我的邻居张老师也患有冠心病，我给他推荐了冠心苏合香丸，可他咨询医生后医生说他不适合使用，并且说冠心苏合香丸不宜久服，我想不明白，请问到底冠心苏合香丸是一种什么药？

解答：这里首先告诉您，中医的特色是辨证论治，使用中成药和中药汤剂一样也需要辨证。您服用冠心苏合香丸效果很好，可医生说您的邻居不适合使用冠心苏合香丸，这说明您和您的邻居虽然都患有冠心病，但从中医的观点来看，其证型是不一样的。同时，冠心苏合香丸具有理气宽胸、止痛之功效，容易耗伤正气，损及阴液，所以医生说不能长期服用。

冠心苏合香丸是临床常用的治疗冠心病的传统中成药丸剂，由苏合香、冰片、乳香、檀香、土木香组成。方中苏合香辛温走窜，冰片辛凉走窜，二者合用，芳香开窍，辟秽化浊，开郁止痛，共为主药；乳香、檀香辛温行散，温经活血，行气宽胸，通痹止痛，共为辅药；土木香健脾和胃，以资化源，调气解郁，散寒止痛，为佐药。诸药配合，共奏理气宽胸、止痛之功。现代药理研究表明，冠心苏合香丸主要有改善微循环，增加冠状动脉血流量，提高耐缺氧能力，减慢心率等作用。

冠心苏合香丸具有理气宽胸、止痛之功效，适用于治疗心绞痛以及胸闷憋气等。其用法通常是每次 1 丸（每 10 丸重 8.5 克），每日 1~3 次，嚼碎服，或遵医嘱。应当注意的是，冠心苏合香丸不宜长期服用，阴虚火旺者以及闭证、脱证患者忌服，孕妇禁用，胃痛患者不宜服。个别病例服药后出现上腹部不适、胃痛、咽痛、胸闷、面部皮炎等轻微副作用，均在开始服药时出现，继续用药则消失。

28 麝香保心丸是一种什么药？

咨询： 我今年66岁，是冠心病老病号，这些年来一直服用麝香保心丸，病情控制得还不错，我知道麝香保心丸是治疗冠心病最常用的中成药之一，听说这种药是在古代著名方剂的基础上研制而来的，我想进一步了解一下，请您告诉我麝香保心丸是一种什么药？

解答： 麝香保心丸源于宋代著名方书《太平惠民和剂局方》所记载的苏合香丸。自宋代以来，苏合香丸一直是历代岐黄高手"治卒中心痛"的首选良药。20世纪70年代，在上海市卫生局的领导下，上海华山医院、上海中山医院、上海市心血管病研究所、上海中药制药一厂等一批科研、医疗、生产单位组成了科研攻关小组，在苏合香丸的基础上进行组方及剂型的优化改良，将苏合香丸中的成分逐一筛选，去除了朱砂、青木香等毒性成分，增加了人参等补益成分，历时8年，经过反复动物实验和临床研究，新一代成方制剂麝香保心丸终于诞生。

麝香保心丸长期以来作为一种治疗冠心病的有效药物，临床上已得到广泛应用，该药对缓解心绞痛症状、改善缺血性心电图表现、治疗心肌缺血效果显著，并能提高冠心病患者的生活质量、减少心血管危险事件的发生。麝香保心丸的主要成分是麝香、人参提取物、牛黄、肉桂、苏合香、蟾酥、冰片，具有芳香温通、益气强心之功效，能改善心肌缺血，增强耐缺氧能力，同时还有一定的降压和减慢心率作用，适用于治疗心肌缺血引起的心绞痛、胸闷及心肌梗死。麝香保心丸的用法通常是每次1~2丸，每日3次口服，或症状发作时服用。应当注意的是，麝香保心丸舌下含服时有麻舌感，孕妇及对本品过敏者禁用。

29 速效救心丸是一种什么药？

咨询： 我们单位有几个冠心病老病号，他们平时都服用速效救心丸，并且口袋里通常都装有速效救心丸，以备救急之用，我今年56岁，近段时间总感觉胸部闷痛不适，经检查确诊为冠心病，医生说按我的情况也可用速效救心丸，请问速效救心丸是一种什么药？

解答： 的确像您说的那样，速效救心丸是冠心病患者最常用的药物之一。速效救心丸是治疗冠心病、心绞痛的必备良药，是由我国著名药学家章臣桂教授历经多年组方筛选、开发研制成功的。以其显著、独特的疗效，及其剂量小、起效快、生物利用度高、服用方便、安全高效等特点，特别是服用后无明显不适感及副作用，无耐药性的优势而驰名中外。您若想服用的话，必须在医生的指导下，明白其注意事项后再用。下面给您介绍一下速效救心丸的大致情况。

速效救心丸的主要成分是川芎和冰片。川芎味辛，性温，具有行气开郁、活血止痛之功效，是最常用的活血化瘀中药之一，《本草纲目》称川芎为"血中气药""上达巅顶，下通血海，中开郁结"；《本草正义》称川芎"血之行气，为之疏通"，这充分说明川芎辛温走窜，活血化瘀之功效显著。冰片味辛、苦，性凉，入心肺经，"性善走窜开窍，无往不达，芳香之气能解一切邪恶"，具有开窍醒神、辟秽化浊的作用。川芎与冰片合用，相得益彰，能起到理气、活血、止痛作用，化瘀开窍，使心脉通畅。现代药理研究证实，川芎能减少血管阻力，减轻心脏负担，直接扩张冠状动脉，增加冠脉血流量，改善微循环，改善急性心肌缺血缺氧；冰片的主要成分为右旋龙脑，有开窍醒神、止痛作用，口服有利于其他药物的吸收，提高其利用度。

速效救心丸具有行气活血、祛瘀止痛之功效，能增加冠状动脉血流量，缓解心绞痛。用于治疗血瘀气滞型冠心病、心绞痛，症见胸闷气促，胸中刺痛，甚则绞痛，晕厥。其用法通常是每次 4~6 丸（每丸 40 毫克），每日 3 次，含服，急性发作时每次 10~15 丸含服。应当注意的是孕妇忌用，胸部闷痛较重的患者用药后不能缓解者应及时请医生处理，注意是否为急性心肌梗死，以免延误病情。

30 怎样用复方丹参滴丸治疗冠心病？

咨询： 我今年 54 岁，近来总感到胸部憋闷不适，前天到医院就诊，经检查心电图等，确诊为冠心病，医生让我服用复方丹参滴丸，听说复方丹参滴丸是治疗冠心病的良药，即可平时服用，也可救急用，请您给我介绍一下应该怎样用复方丹参滴丸治疗冠心病？

解答： 复方丹参滴丸确实是治疗冠心病的良药。该药在临床中广泛用于冠心病、心绞痛的预防、治疗和急救。医生让您服用复方丹参滴丸是有其道理的，您可以根据医生的要求服用一段时间，看看疗效如何。

复方丹参滴丸的主要成分是丹参、三七和冰片，是在现代高科技条件下提取丹参、三七的有效成分，再加入适量冰片而制成的新型中药滴丸剂，是中医传统理论与现代药学新技术相结合的结晶，具有剂量小、服用方便、溶出速度快、起效迅速、可直接经黏膜吸收入血、生物利用度高、疗效好以及无胃肠刺激、无明显副作用等特点。

复方丹参滴丸具有活血化瘀、理气止痛之功效，能增加冠状动脉血流量，增加心肌耐缺氧，保护缺血心肌，抗血小板聚集，防止血栓形成，改善微循环，适用于治疗胸中憋闷和心绞痛，广泛用于冠心病、心绞痛的预防、治疗和急救。

复方丹参滴丸的用法通常是每次 10 丸，每日 3 次，口服或舌下含服，4 周为 1 个疗程，或遵医嘱。复方丹参滴丸用于急救吸收、起效快，3 分钟便可迅速缓解心绞痛。复方丹参滴丸的禁忌尚不明确，服药过程中偶见胃肠道不适，停药后症状消失，应当注意的是孕妇慎用。

31 怎样根据辨证分型选用治疗冠心病的中成药？

咨询： 我患有冠心病，因近段时间胸闷心慌、五心烦热明显，就自作主张购买了复方丹参滴丸，可是服用半月，一点效果也没有，咨询医院的医生，说是因为药不对证，应用中成药同样需要辨证分型，麻烦您告诉我**怎样根据辨证分型选用治疗冠心病的中成药？**

解答： 辨证论治是中医的特色和优势，也是中医治疗疾病的主要方法，采用中成药治疗冠心病也应和应用中药汤剂一样进行辨证论治，方能取得好的临床疗效。像您所说的胸闷心慌、五心烦热明显，辨证应当属于心阴亏虚，选用具有活血化瘀功效的复方丹参滴丸确实是药不对证，此时选用具有益气养阴、活血通络、清心安神作用的参松养心胶囊较为适合。

下面将怎样根据辨证分型选用治疗冠心病的中成药给您简单介绍一下，供您参考。需要说明的是，中医辨证是极为复杂的，只凭我下面给您简单介绍的很难做到辨证准备，用药得当，您想选用中成药的话，一定要在有经验的中医师的指导下恰当选择，方能取得好的效果。

根据辨证分型选用治疗冠心病的中成药，应依据冠心病患者发病机制和临床表现的不同，通过辨证分型，确立相应的治则，之后根据治则选取中成药。

（1）寒凝心脉型：主要表现为卒然心痛如绞，形寒，甚则手足不温，冷汗出，心悸气短，或心痛彻背，背痛彻心，多因气候骤冷或骤遇风寒而发病或加重症状，舌苔薄白，脉沉紧或促。治宜祛寒活血，通阳宣痹。可选用中成药心痛宁滴丸、冠心苏合香丸、冠脉通片等。

（2）气滞心胸型：主要表现为心胸满闷，隐痛阵发，痛无定处，时欲太息，遇情志不遂时容易诱发或加重，或兼有脘腹胀闷，得嗳气或矢气则舒，舌苔薄或薄腻，脉细弦。治宜疏调气机，活血舒脉。可选用中成药脉络通片、乐脉颗粒、冠脉康片等。

（3）痰浊闭阻型：主要表现为胸闷重而心痛轻微，肥胖体重，痰多气短，遇阴雨天而易发作或加重，伴有倦怠乏力，纳呆便溏，口黏，恶心，咯吐痰涎，舌苔白腻或白滑，脉滑。治宜通阳泄浊，豁痰开结。可选用中成药利脑心胶囊、解心痛片、心脑康胶囊等。

（4）心血瘀阻型：主要表现为心胸疼痛剧烈，如刺如绞，痛有定处，甚则心痛彻背，背痛彻心，或痛引肩背，伴有胸闷，日久不愈，可因暴怒而加重，舌质暗红或紫暗有瘀斑，舌下瘀筋，苔薄，脉弦涩或结、代、促。治宜活血化瘀，通脉止痛。可选用中成药复方丹参片、冠心丹参片、心宁片等。

（5）心气不足型：主要表现为心胸阵阵隐痛，胸闷气短，动则益甚，心中动悸，倦怠乏力，神疲懒言，面色㿠白，或易出汗，舌质淡红，舌体胖且边有齿痕，苔薄白，脉虚细缓或结代。治宜补益心气，鼓动心脉。可选用中成药正心泰片、麝香保心丸、益心丸等。

（6）心阴亏损型：主要表现为心胸疼痛时作，或灼痛，或闷痛，心悸怔忡，五心烦热，口干盗汗，颜面潮热，舌红少津，苔薄或剥，脉细数或结代。治宜滋阴养血，活血通脉。可选用中成药通脉养心丸、参松养心胶囊、山海丹胶囊等。

（7）心阳不振型：主要表现为心悸而痛，胸闷气短，自汗，动则更甚，神倦怯寒，面色㿠白，四肢欠温或肿胀，舌质淡体胖，苔白或腻，脉沉细迟。治宜补益阳气，温振心阳。可选用中成药护心胶囊、芪苈强心胶囊、舒冠宁片等。

32 针灸调治冠心病有何作用？

咨询：我患冠心病已多年，一直坚持服药治疗，不知为什么，这几天总感觉心慌不舒服，到医院检查后，医生说病情控制的还不错，不要紧张，听一位病友说他也有过这种情况，是配合针灸调理好的，我也想试一试，请问针灸调治冠心病有何作用？

解答：这里首先告诉您，针灸确实能治疗调养冠心病，减轻或缓解冠心病引起的胸闷、心慌、身困乏力等症状，不过针灸调治冠心病的作用较弱，临床中通常是与其他治疗方法配合应用的。下面给您简单介绍一下针灸调治冠心病的作用。

"针"是指"针刺"，是利用各种针具刺激穴位以治病的方法；"灸"是指"艾灸"，是用艾绒在穴位上燃灼或熏熨来治病的方法。《灵枢·官能》中说："针所不为，灸之所宜。"《医学入门》中也说：凡病"药之不及，针之不到，必须灸之。"艾灸可以弥补针刺之不足，针刺和艾灸常配合应用，故常针灸并称。针灸疗法是中医学的重要组成部分，它是通过针刺与艾灸疏通经络气血，调整脏腑功能，从而达到防治疾病目的的。

针灸疗法具有适应证广泛、疗效明显、经济安全等特点，既能防病治病，又能养生保健，深受广大患者的欢迎。针灸疗法确能调治冠心病，冠心病患者通过针刺和艾灸相应的穴位，借助针刺对穴位的刺激作用以及艾灸的热力、药力等作用，能疏通经络，活血化瘀，宣痹通脉，调和阴阳，扶正祛邪，调整脏腑功能，不仅能改善血液循环和心肌供血，调整心率和心肌收缩、舒张功能，还能减轻或缓解冠心病患者胸闷胸痛、心悸气短、神疲乏力等自觉症状。需要说明的是，单独针灸调治冠心病只适用于病情较轻且稳定的患者，用于减轻或缓解胸闷、心慌、身困乏力等症状，对于心绞痛频发以及急性心肌梗死等病情较重、复杂多变的患者，单独应用针灸治疗显得力量单薄，应与药物治疗等其他治疗措施配合，以提高疗效。

33 调治冠心病常用的针刺处方有哪些？

咨询： 我患冠心病已多年，一直坚持服药治疗，血脂、血糖、血压控制的都很好，复查心电图也大致正常，但仍时常感到身困乏力，1周前我开始配合针灸治疗，我发现每次针刺的穴位并不一样，咨询医生说针刺有其处方，请问调治冠心病常用的针刺处方有哪些？

解答： 就像您看到的那样，针刺调治冠心病并不是每次都用相同的穴位，也需根据病情辨证立法，制定针刺处方。用于调治冠心病的针刺处方很多，有经验的针灸医生会根据病情的需要灵活选用，作为患者是很难掌握的，即使您知道针刺处方，操作的手法不同，其作用也不一样。下面给您介绍几个调治冠心病的针刺处方，供您参考。

［处方一］

取穴：心痛（两乳头连线中点旁开1寸）、内关。

操作：患者取适当的体位，局部常规消毒后，用提插捻转之泻法进行针刺治疗。针刺方向向上，针感向上传至腋下，持续捻针，至舌根部有异物感为止。

适应证：心绞痛急性发作时，可缓解疼痛。

［处方二］

取穴：内关、巨阙、膻中、三阴交。

操作：患者取适当的体位，局部常规消毒后，用提插捻转之泻法进行针刺治疗。针刺用中强刺激，得气后留针15~30分钟，务使针感向心前区传导。

适应证：心绞痛急性发作时，可缓解疼痛。

［处方三］

取穴：膻中、内关、厥阴俞、郄门、血海。

操作：患者取适当的体位，局部常规消毒后，用提插捻转之平补平泻手法进行针刺治疗。针刺背部厥阴俞穴时，进针时针尖宜斜向椎体，待有针感时捻刮针柄，留针2分钟起针。膻中穴宜平刺，令有轻柔麻胀感；内关、郄门、血海针刺得气后宜留针 10~20 分钟。通常每日治疗 1 次，10 次为 1 个疗程。

适应证：寒凝心脉型冠心病。

【处方四】

取穴：膻中、厥阴俞、内关、中脘、丰隆、脾俞。

操作：患者取适当的体位，局部常规消毒后，进行针刺治疗。先针刺厥阴俞，待有针感后，再针刺脾俞，得气后两穴交替行针 2 分钟，均用补法。然后以补法平刺膻中穴，至有麻胀感，内关、丰隆用泻法，中脘用补法进行针刺治疗，留针 10~20 分钟。通常每日治疗 1 次，10 次为 1 个疗程。

适应证：痰浊痹阻型冠心病。

【处方五】

取穴：内关、心俞、膈俞、厥阴俞、神门、大陵。

操作：患者取适当的体位，局部常规消毒后，用泻法进行针刺治疗。针刺得气后，留针 10~20 分钟，留针期间行针 2~3 次。通常每日治疗 1 次，10 次为 1 个疗程。

适应证：冠心病。

【处方六】

取穴：厥阴俞、内关、郄门、血海、膈俞。

操作：患者取适当的体位，局部常规消毒后，进行针刺治疗。先针刺厥阴俞，进针时针尖宜斜向椎体，待有针感时，再针刺膈俞，得气后，以泻法两穴交替行针 2 分钟后起针。然后以泻法针刺内关、郄门、血海穴，得气后留针 10~20 分钟。通常每日治疗 1 次，10 次为 1 个疗程。

适应证：瘀血痹阻型冠心病。

34 应用针刺疗法调治冠心病
应注意些什么？

咨询： 我是冠心病老病号，在服药的同时正在医院针灸科配合扎针治疗，以改善胸闷、心悸、失眠等症状，听医生说针刺调治冠心病的作用有限，并且有很多注意点，我想进一步了解一些这方面的知识，麻烦您给我讲一讲应用针刺疗法调治冠心病应注意些什么？

解答： 的确，针刺调治冠心病的作用有限，并且有很多注意点。把针刺疗法调治冠心病的注意点归纳起来，主要有以下几个方面。

（1）注意进行严格消毒：采用针刺疗法调治冠心病时，应注意对所用的针具、施针处皮肤以及施术者的双手进行常规消毒，以预防交叉感染及耳部感染的发生。

（2）注意针刺的禁忌证：要注意针刺治疗的适应证，严防有禁忌证的冠心病患者进行针刺治疗。患有出血性疾病、贫血者，局部皮肤有感染、溃疡、冻伤者，妇女在孕期、产后以及月经期，以及体质虚弱、过于饥饿、精神高度紧张者等，均不宜进行针刺治疗。

（3）恰当选用针刺穴位：以中医基本理论为指导，根据冠心病患者病情的不同，结合穴位的功用主治，恰当选用针刺治疗的穴位，穴位的选取宜少而精。

（4）掌握正确针刺方法：要掌握正确的针刺方法，严格按照操作规程针刺，针刺的角度、方向和深度要正确，对风池、风府、哑门等接近延髓等重要部位的穴位尤应注意，以防意外情况发生。

（5）针前注意检查针具：针前应注意检查针具，严防应用不合格的针具进行针刺治疗。进针时体外应留有适当的针体，以防针体折断。针刺治疗时应注意选择适当的体位，以有利于正确取穴和施术，并注意防止晕针、滞针和弯针等现象发生。

（6）注意及时处理晕针：应注意预防晕针发生，不要在劳累、饥饿以及精神紧张时针刺，一旦出现晕针现象，应立即让患者平卧，进行相应的处理。

（7）注意配合其他疗法：针刺疗法调治冠心病的作用有限，单独应用者少见，临床中应注意与药物治疗、饮食调理、情志调节、起居调摄等治疗调养方法配合应用，以提高疗效。

35 调治冠心病可选用哪些艾灸处方？

咨询：我生活在农村，自己做艾条，用艾灸调治小伤小病在我们这里很是普遍，我患冠心病已多年，一直坚持服药治疗，病情控制的还不错，不知为什么近段时间总感觉身困乏力，想自己用艾灸调理一下，但不知道艾灸的处方，请问调治冠心病可选用哪些艾灸处方？

解答：艾灸疗法取材方便，简单易学，疗效可靠，确实能改善冠心病患者身困乏力、胸闷心悸等诸多自觉症状。艾灸疗法调治冠心病，应当根据病情的不同恰当选用艾灸的穴位处方，通常是由医生治疗操作的。您想了解调治冠心病可选用哪些艾灸处方，下面给您介绍几个临床常用者，供您参考。

处方一

取穴：膻中、天井。

操作：患者取适当的体位，采用艾条温和灸的方法，对准施灸穴位，在距皮肤 3~5 厘米处进行熏灸，使局部有温热感而无灼痛，至皮肤稍起红晕为度。通常每次每穴熏灸 10 分钟，每日治疗 1 次。

适应证：冠心病，有助于预防心绞痛发作。

处方二

取穴：内关、膻中、心俞、关元、厥阴俞、足三里。

操作：患者取适当的体位，采用艾条温和灸的方法，对准施灸穴位，在距皮肤 3~5 厘米处进行熏灸，使局部有温热感而无灼痛，至皮肤稍起红晕为度。通常每次选用 2~4 个穴位，上述穴位交替使用，每穴每次熏灸 15~20 分钟，每日治疗 1 次，10 次为 1 个疗程，疗程间隔 5 天。

适应证：冠心病。

处方三

取穴：心俞、厥阴俞、膻中、巨阙、通里、间使、内关、足三里。

操作：患者取适当的体位，采用艾条温和灸的方法，对准施灸穴位，在距皮肤 3~5 厘米处进行熏灸，使局部有温热感而无灼痛，至皮肤稍起红晕为度。通常每次选用 3~5 个穴位，上述穴位交替使用，每穴每次熏灸 15~20 分钟，每日或隔日治疗 1 次，10 次为 1 个疗程。

适应证：冠心病。

《处方四》

取穴：神阙、气海、肾俞。

操作：患者取适当的体位，采用艾条温和灸的方法，对准施灸穴位，在距皮肤 3~5 厘米处进行熏灸，使局部有温热感而无灼痛，至皮肤稍起红晕为度。通常每穴每次熏灸 15~20 分钟，每日治疗 1 次，5 次为 1 个疗程。

适应证：冠心病出现气阴两虚、阳气虚衰症状者。

《处方五》

取穴：内关、足三里、膻中。

操作：患者取适当的体位，采用艾条温和灸的方法，对准施灸穴位，在距皮肤 3~5 厘米处进行熏灸，使局部有温热感而无灼痛，至皮肤稍起红晕为度。通常每穴每次熏灸 15~20 分钟，每日治疗 1 次，6 次为 1 个疗程。

适应证：冠心病。

《处方六》

取穴：膻中、膈俞。

操作：患者取适当的体位，采用艾条温和灸的方法，对准施灸穴位，在距皮肤 3~5 厘米处进行熏灸，使局部有温热感而无灼痛，至皮肤稍起红晕为度。通常每次每穴熏灸 15 分钟，每日治疗 1 次，6 次为 1 个疗程。

适应证：冠心病。

36 应用艾灸疗法调治冠心病应注意些什么？

咨询： 我患冠心病已多年，一直坚持服药治疗，病情控制的还不错，每次复查心电图都大致正常，近段时间不知为什么，总感觉胸闷、心烦，睡眠也差了，昨天我同事张师傅介绍了一个艾灸的方子，让我试一试，我想知道应用艾灸疗法调治冠心病应注意些什么？

解答： 这里首先告诉您，艾灸疗法调治冠心病，应当根据病情的不同恰当选用艾灸的穴位处方，由有经验的医生进行治疗操作，张师傅给您介绍了一个艾灸的方子，您就想试一试，显然是不恰当的。同时，艾灸调治冠心病的作用较弱，通常是与其他治疗调养方法配合应用的，单独应用艾灸疗法调治冠心病也是不可取的。

您想知道应用艾灸疗法调治冠心病应注意些什么，这里给您简要介绍一下，供您参考。

（1）以中医理论为指导，根据冠心病患者的病情和体质选择合适的穴位和艾灸方法，严防有艾灸禁忌证的患者进行艾灸治疗。艾灸疗法常用于"虚证"患者，对中医辨证属"实证"者，应谨慎用之。施灸时取穴要准确，灸穴不宜过多，火力要均匀，切忌乱灸、暴灸。同时要注意严格消毒，防止感染发生。

（2）施灸的顺序，一般是从上至下，先背部、后腹部，先头部、后四肢，先灸阳经、后灸阴经，在特殊情况下则可灵活运用，不必拘泥。对皮肤感觉迟钝的患者，施治过程中要不时用手指置于施灸部位，以测知患者局部皮肤的受热程度，便于随时调节施灸的距离，避免烫伤。

（3）施灸过程中要严防艾火滚落烧伤皮肤或烧坏衣服、被褥等，施灸完毕必须把艾条、艾炷之火熄灭，以防复燃发生火灾。施灸后还要做好灸后处理，如果因施灸时间过长局部出现小水疱者，注意不要擦破，可任其自然吸收；如果水疱较大，可局部消毒后用毫针刺破水疱放出疱液，或用注射器抽出疱液，再涂以甲紫，并用纱布包敷，以避免感染等不良反应发生。

（4）艾灸疗法调治冠心病的作用有限，单独应用艾灸调治冠心病者较少，临证时应注意与药物治疗、针刺疗法、按摩疗法以及饮食调养、情志调节、起居调摄等配合应用，以提高疗效。

37 药物敷贴法调治冠心病有何作用？

咨询：我患冠心病已多年，一直坚持服药治疗，血脂、血糖控制得很好，每次复查心电图也都大致正常，但仍时常感到胸闷、身困乏力，听同事说配合药物敷贴能提高疗效，缓解诸多身体不舒服，我想了解一下药物敷贴法，请问药物敷贴法调治冠心病有何作用？

解答：药物敷贴法又称药敷疗法，简称药敷，是把中草药经加工处理，在人体体表某一部位外敷或贴穴，使外敷药物通过肌肤吸收或借助对穴位、经络的刺激作用来治疗调养疾病的一种外治方法。

药物敷贴法是自我调治冠心病常用的方法之一，用于调治冠心病的具体药物敷贴方法是多种多样的，从敷贴的部位来看，常用的有敷于心前区者，也有敷贴于其他穴位或部位者。敷贴的方法，通常是将药物晒干或烘干，研为细末，用食醋或鸡蛋清、生姜汁、浓茶、清水等溶剂调成糊状或膏状，敷贴于选取的适当部位，用纱布包扎，胶布固定。也有将一定配方的药物经煎熬，加入香油、黄丹等制成膏药敷贴者。

药物敷贴法和中医其他治疗方法一样，也是以中医学整体观念和辨证论治为指导思想的。主要是通过药物的作用、局部刺激作用以及经络调节而起治疗作用的。正如《理瀹骈文》中所说："外治之理，即内治之理，外治之药，亦即内治之药，所异者法耳。"也就是说，内治和外治法的理、方、药三者是相同的，不同者仅仅是方法各异而已。

根据冠心病患者的不同证型，按药物性味、归经及作用进行辨证选药，使外敷药通过肌肤毛孔吸收，发挥药物自身的治疗作用，"外惹内效"，调整脏腑功能，调和阴阳气血，可收到活血化瘀、疏通经络、通阳散结、宣痹止痛等治疗效果，不仅能改善微循环和心肌供血，还能消除或减轻冠心病患者胸闷胸痛、心悸气短、神疲乏力等自觉症状。药物外敷心前区及其相应穴位后，局部血管扩张，加速血液循环而改善周围组织的营养状况，起到活血通络止痛作用，同时外敷药物对穴位的刺激，可产生温通经络、行气活血等功效，通过经络的传导作用来补虚泻实，促进阴阳平衡，增强机体抗病能力，也有助于改善心肌供血和消除冠心病患者胸闷胸痛、心悸气短等自觉症状。

38 常用的调治冠心病的药物敷贴处方有哪些？

咨询： 我们单位的老刘，患有冠心病，一直坚持服药治疗，前段时间心烦失眠，是用中药外敷调治好的，我也是冠心病患者，近段时间时常心烦失眠，也想用药物敷贴试一试，但苦于没有外敷的处方，麻烦您给我讲一讲常用的调治冠心病的药物敷贴处方有哪些？

解答： 这里首先明确一点，药物敷贴只是中医诸多治疗调养冠心病方法中的一种，其作用局限且较弱，通常宜与其他治疗调养方法配合应用，单独应用是不可取的。适用于调治冠心病的药物敷贴处方有很多，它们各有不同的适用范围，下面介绍一些临床常用者，供您参考。

【处方一】

配方：麝香、牙皂、白芷各等份，麻油适量。

用法：将麝香、牙皂、白芷共研为细末，用麻油熬制成膏剂，分别敷贴于心前区及心俞穴，通常每日换药 1 次。

功效：通经活络，开痹散结。

适应证：冠心病，尤其适宜于证属心血瘀阻型者。

〔处方二〕

配方：桃仁、栀子各 30 克，蜂蜜适量。

用法：将桃仁、栀子共研为细末，用蜂蜜调成膏状，敷贴于心前区，敷贴的面积约为 7 厘米 ×15 厘米，外用纱布覆盖，胶布固定，通常每日换药 1 次。

功效：活血化瘀，通络止痛。

适应证：冠心病，尤其适宜于证属心血瘀阻型者。

〔处方三〕

配方：三七、丹参、乳香、没药、檀香、郁金各 12 克，附子、肉桂各 6 克，杜仲、山药各 10 克，麻油适量。

用法：将上述药物共研为细末，用麻油熬制成膏剂（每贴膏药的剂量为 20 克），分别敷贴于心俞、天池、内关、肾俞穴，通常每日换药 1 次。

功效：益气温阳，活血通脉。

适应证：阳气虚衰型冠心病。

〔处方四〕

配方：薤白、瓜蒌仁、半夏、陈皮、桂枝、檀香、丹参、川芎、当归、赤芍、石菖蒲、乳香、没药、丁香、冰片各等份，麻油适量。

用法：将上述药物共研为细末，用麻油熬制成膏剂，分别敷贴于内关、神门、通里、三阴交、膻中穴，通常每日换药 1 次。

功效：通阳散结，活血化瘀，理气开痹。

适应证：冠心病，尤其适宜于证属痰瘀闭阻型者。

〈处方五〉

配方：丹参、红花各等份，蜂蜜适量。

用法：将丹参、红花共研为细末，用蜂蜜调成膏状，敷贴于心前区，外用纱布覆盖，胶布固定，通常每日换药1次。

功效：活血化瘀，理气止痛。

适应证：冠心病，尤其适宜于证属心血瘀阻型者。

〈处方六〉

配方：丹参、当归、川芎、乳香、没药、丁香、降香各等份，蜂蜜适量。

用法：将上述药物共研为细末，用蜂蜜调成膏状，敷贴于膻中及内关穴，外用纱布覆盖，胶布固定，通常每日换药1次。

功效：活血化瘀通络，理气宣痹止痛。

适应证：冠心病，尤其适宜于证属心血瘀阻型者。

〈处方七〉

配方：丹参、红花、川芎、桂枝各12克，瓜蒌、薤白、半夏、陈皮各15克，麻油适量。

用法：将上述药物共研为细末，用麻油熬制成膏剂（每贴膏药的剂量为30克），分别敷贴于膻中、内关、心俞、脾俞穴，通常每日换药1次。

功效：行气通阳，豁痰止痛。

适应证：痰浊阻闭型冠心病。

〈处方八〉

配方：丹参、当归、川芎、红花、乳香、没药、公丁香、枸杞子、茯苓、山药各10克，生地30克，麻油适量。

用法：将上述药物共研为细末，用麻油熬制成膏剂（每贴膏药的剂量为 20 克），分别敷贴于膻中、心俞、内关穴，通常每日换药 1 次。

功效：益气养阴，化瘀止痛。

适应证：气阴两虚型冠心病。

39 应用药物敷贴法调治冠心病应注意些什么？

咨询： 我患有冠心病，一直坚持服药治疗，病情控制的比较满意，不知为什么，近段时间总感觉心悸、失眠，听说服药治疗的同时配合药物敷贴能有效改善冠心病引起的心悸、失眠，我也想试一试，但又不放心，我想知道应用药物敷贴法调治冠心病应注意些什么？

解答： 为了保证药物敷贴法调治冠心病安全有效，避免不良反应发生，在应用药物敷贴法调治冠心病时，应注意以下几点。

（1）注意局部消毒：敷药局部要注意进行清洁消毒，可用75% 乙醇作局部皮肤擦拭，也可用其他消毒液洗净局部皮肤，然后敷药，以免发生感染。

（2）做到辨证选药：外敷药和内服药一样，也应根据病情的不同辨证选药，抓着疾病的本质用药，方能取得好的治疗疗效，切不可不加分析地乱用。药物敷贴法必须在医生的指导下，掌握操作要领和注意事项，根据药物敷贴法的适应证选择患者，严禁有敷贴禁忌证者进行药物敷贴治疗。

（3）正确选穴敷药：在应用穴位敷药时，所取穴位不宜过多，每穴用药量宜小，贴敷面积不宜过大，时间不宜过久，冠心病患者常以心前区、膻中、心俞为主要施治穴位。要注意外敷药物的干湿度，过湿容易使药糊外溢，太干又容易脱落，一般以药糊为稠厚状有一定的黏性为度。

（4）重视不良反应：一些刺激性较大或辛辣性的药物对皮肤有一定的刺激作用，可引起局部皮肤红肿、发痒、疼痛、起疱等不良反应；有些患者敷药后还可出现皮肤过敏等现象，还有些患者对胶布或伤湿止痛膏过敏。对这些患者应及时予以对症处理，或改用其他治疗方法。敷贴部位皮肤有破损者及伴有其他重病者，不宜采用敷贴疗法。

（5）注意配合他法：药物敷贴法虽然能改善冠心病患者胸闷胸痛、心悸气短、心烦失眠等症状，但作用较弱，单独应用药物敷贴调治冠心病是不可取的，临床中应注意与药物治疗、饮食调理、情志调节以及起居调摄等治疗调养方法配合应用，以提高临床疗效。

40 按摩疗法能调治冠心病吗？

咨询：我今年58岁，近段时间总感觉胸部憋闷不舒服，有时候还隐隐作痛，前几天到医院就诊，经检查心电图等，确诊为冠心病，正在服药治疗，无意中听说按摩也能调治冠心病，改善胸闷、心慌等症状，我不太相信，麻烦您告诉我按摩疗法能调治冠心病吗？

解答： 按摩又称推拿，它是通过按、压、拿、摩等手法作用于人体体表的特定穴位或部位，给机体一定的良性刺激，以调节人体的生理、病理状态，达到防病治病目的的一种独特治疗方法。

运用按摩治疗调养疾病在我国已有悠久的历史，由于其方法简便，行之有效，适应证广泛，不需要耗费过度的精力，不增加患者的经济负担，也不会产生明显的不良反应，可随时随地来做，老少皆宜，所以深受人们的欢迎。随着研究的不断深入，按摩的应用范围日益扩大，按摩的方法不断变换增多，近年来更有高级电子按摩器、多功能按摩器等新的按摩器具不断涌现。现今，按摩不仅是中医治疗疾病的常用方法，也是现代家庭用以解除疲劳、缓解病痛和保健强身的重要手段，更是一种享受。

按摩疗法不仅可治疗跌打损伤、腰膝酸痛等外伤科疾病，也可治疗内科、儿科、妇科等疾病。按摩疗法确实能调治冠心病，冠心病患者通过适宜的按摩，能改善微循环和心肌供血，消除或减轻冠心病患者胸闷胸痛、心悸气短、神疲乏力等自觉症状。需要说明的是，按摩疗法调治冠心病的作用较弱，只适宜于病情较轻且稳定之患者缓解胸闷胸痛、心悸气短、神疲乏力等症状之用，对于病情较重者，尤其是频发心绞痛以及出现急性心肌梗死的患者，并非按摩疗法所适宜。

按摩的过程是轻松舒适的，按摩疗法调治冠心病是行之有效的，冠心病患者可在医生的指导下进行自我按摩调养。在应用按摩疗法调治冠心病时，应注意与药物治疗、饮食调养、起居调摄等其他治疗调养方法相配合，以发挥综合治疗的优势，提高临床疗效，切不可过分强调按摩的作用而忽视其他治疗，单独应用按摩疗法治疗冠心病是不可取的。

41 怎样用单穴按摩法缓解心绞痛?

咨询: 我是冠心病老病号,一直坚持服药治疗,不过近两年还是偶有心绞痛发生,每次发作都是胸部憋闷疼痛不舒服,很是痛苦,我常担心一旦忘记随身带药怎么办,听一病友说用单穴按摩法能缓解心绞痛,我想让您给我介绍一下怎样用单穴按摩法缓解心绞痛?

解答: 单穴按摩法缓解心绞痛常用的穴位有内关、灵道、至阳及郄门穴,按摩这些穴位具有较好的缓解心绞痛的作用,在心绞痛发作而身边没有急救药物,又不能就地及时采取其他简便有效治法的紧急情况下,可先按摩这些穴位,以暂时缓解疼痛,等待急救人员的到来,或配合应用急救药物等其他急救方法。下面给您介绍一下具体按摩方法,希望能对您有所帮助。

(1)点按内关穴:内关穴位于腕横纹上2寸,掌长肌腱与桡侧腕屈肌腱之间。内关穴为手厥阴心包经之合穴,手厥阴心包经起于胸中,旁络三焦,其经络循行路线起于乳旁,外走上臂内侧,下行至中指指端。中医认为心经为本经,心包络经则与心经互相联络,心脏有邪,心包直受其过,若心脏有病,可以反映于心包经,内关是手厥阴心包经的重要合穴,所以能调治冠心病等。当心绞痛、心律失常发作时,可用力不停地点按内关穴，其压力强度视耐受程度而定，通常每次点按3分钟，间歇1分钟，能迅速止痛或调整心律。

（2）揉按灵道穴：灵道穴为手少阴心经的经穴，位于前臂掌侧，当尺侧腕屈肌腱桡侧缘，腕横纹上1.5寸处。有人发现约91%的冠心病患者，左侧灵道穴有明显的压痛，冠心病患者心绞痛发作时，可用拇指先轻揉灵道穴1分钟，然后重压按摩2分钟，最后轻揉1分钟，能明显减轻心绞痛的症状，心电图亦有所改善。在心绞痛缓解阶段可每日上午和下午各揉按1次，10日为1个疗程，间隔2~3天，可进行下1个疗程，如此坚持揉按可预防或减少心绞痛发作。

（3）点按至阳穴：至阳穴为督脉的经穴，位于后正中线，在第7胸椎棘突下凹陷中。中医认为冠心病心绞痛是由于心气不足，心阳不振，导致气滞血瘀，不通则痛，从而引起心绞痛。治疗心绞痛应以活血化瘀、理气通阳止痛为原则，根据经络学说的观点，心阳走督脉，督脉又有"阳经之海"之称，有总督一身阳经的作用，而至阳穴正是督脉中阳气的焦点，至阳穴调治冠心病正是利用这一反馈机制，通过内脏与经穴的相关联系，激发机体的自我调节功能，起到即刻缓解和治疗心绞痛的作用的。点按至阳穴具有预防治疗冠心病心绞痛的功效，在心绞痛发生时立即用拇指点按揉压至阳穴，其压力强度视耐受程度而定，时间持续3分钟以上，可缓解疼痛。为了防止心绞痛再次复发，最好每天按压至阳穴3~5次，每次按压3分钟以上，通常以10天为1个疗程，连续按压2~3个疗程，以确保疗效。

（4）掐按郄门穴：郄门穴为手厥阴心包经之"郄"穴，位于腕横纹上5寸，掌长肌腱与桡侧腕屈肌腱之间，主治心痛，胸痛，呕血、咳血，癫痫等。用两手拇指指峰交替掐按郄门穴，由轻到重，使酸胀感向上臂、胸前扩散。通常每次掐按1~2分钟或掐按到心绞痛缓解为止，可连续应用。此法有助于缓解心绞痛，每日坚持掐按可减少心绞痛发作。

42 怎样用六步按摩法调治冠心病？

咨询： 我患冠心病已6年，一直坚持服药治疗，血脂、血糖控制得很好，每次复查心电图也都大致正常，但还是总感觉心慌气短、身困乏力，听说配合六步按摩法能缓解冠心病引起的心慌气短、身困乏力，想了解一下，我要问的是**怎样用六步按摩法调治冠心病？**

解答： 六步按摩法分揉胸法、按穴法、揉关法、擦腰法、揉丹法和运肩法六法，适用于病情稳定且较轻的冠心病患者，通过按摩可起到行气活血、舒筋通络、促进血液循环的功效，坚持应用对改善微循环和心肌供血，减轻或消除冠心病患者胸闷胸痛、心悸气短、神疲乏力等自觉症状确实有一定帮助，下面给您介绍一下具体按摩方法，供您参考。

（1）揉胸法：将右手掌贴于左胸前，顺时针方向按揉2~3分钟。操作时头宜正，目平视，舌抵上颚，呼吸均匀、平缓，右手用力适中。本法具有宽胸理气、除烦解郁之功效。

（2）按穴法：将右手拇指桡骨侧端放在左屋翳穴上，顺时针按揉36次，以右手中指指端顺时针按揉左辄筋穴36次，以右手中指指端顺时针按揉左渊腋 36 次。可起到宁心安神、镇静除烦之功效。

（3）揉关法：将双肘微屈，两臂置于腹前，与脐平齐，然后将右手拇指指端按在左侧内关穴上，前后来回按揉 36 次。之后改为左手拇指按揉右侧内关穴 36 次。按穴时以有轻微酸胀感为度。本法具有强心宁神、宽胸理气之功效。

（4）擦腰法：双手握拳，拳背贴于腰椎的两侧，随着肘关节的屈伸动作，拳背在脊椎的两侧上下擦动，一上一下为 1 次，来回擦 36 次。本法具有补肾固本之功效。

（5）揉丹法：将左手掌紧贴于小腹部，右手掌放于左手掌上，并施以压力，两手掌随呼吸在腹部进行缓慢的上下移动，一上一下为 1 次，重复进行 20~30 次。本法可起到宽胸解郁、补益元气之功效。

（6）运肩法：两肩外展，双肘、腕、手关节自然下垂，手背向前；双肩关节做外展运动，前臂自身体前方向上直至与耳平齐，在手向上运动的时候，做吸气运动；然后双肩做内旋动作，双手由上举变为下垂，同时呼气；继而再做双肩外展动作。一上一下 1 次。重复进行 20~30 次。

43 怎样用辨证分型按摩法 调治冠心病？

咨询：我是个中医爱好者，喜欢用按摩调理身体不舒服，我们村有几位冠心病患者，想在服药治疗的同时让我用按摩的方法给他们调理一段时间，我知道辨证论治是中医的特色和优势，按摩调治疾病也应当辨证，麻烦您介绍一下**怎样用辨证分型按摩法调治冠心病？**

解答：的确，辨证论治是中医的特色和优势，也是中医治疗疾病的主要方法，按摩调治疾病也应当辨证。辨证分型按摩使按摩治疗更具针对性，其调治冠心病的效果较好，适用于病情稳定且较轻的冠心病患者，同时宜与药物治疗结合应用，以提高疗效。下面将冠心病常见的阴寒凝滞证、痰浊阻塞证、气滞血瘀证、气阴两虚证以及阳气虚衰证的具体按摩方法介绍如下，希望对您有所帮助。

（1）阴寒凝滞证

取穴：风池、大椎、肺俞、心俞、膻中、鸠尾、内关、神门。

操作：患者取仰卧位，术者立于患者左侧，先用拇指按揉膻中穴3分钟，至有气感下行为度；继而从鸠尾开始到两乳间至肩部及上肢内侧，并沿肋间隙向左右分推至腋下，操作3分钟左右；再以手掌摩揉上腹部1分钟，用双手拇指按揉双侧内关、神门穴，以得气为度。接着患者取俯卧位，术者立于患者右侧，用柔和的滚法按摩两侧膀胱经，治疗2分钟左右；再用掌根按揉背部督脉及膀胱经，以拇指按揉风池、大椎、肺俞、心俞穴，每穴持续约1分钟。最后掌推背部、掌擦背部，以背部发热为度。

（2）痰浊阻塞证

取穴：肺俞、心俞、膈俞、脾俞、内关、神门、丰隆、膻中。

操作：患者取仰卧位，术者立于患者左侧，双手轻按内关、神门、丰隆穴，每穴持续约1分钟，以得气为度；继而以掌根按揉前胸及腹部2分钟左右，并用拇指重点按揉膻中穴约2分钟，摩腹2分钟，并擦前胸及腹部，以透热为度。接着患者取俯卧位，术者立于患者右侧，以柔和的滚法在背部膀胱经操作1分钟，用拇指按揉肺俞、心膈俞、脾俞穴，每穴持续约1~2分钟，以得气为度。最后用手掌推擦背部，以发热为度。

（3）气滞血瘀证

取穴：心俞、膈俞、厥阴俞、肝俞、胆俞、膻中、极泉、内关、三阴交、太冲。

操作：患者取仰卧位，术者立于患者左侧，左手抬起患者的左臂，右手拇指按压极泉穴约1分钟，至上肢有麻木感，然后放下手臂，双手按揉双侧内关、三阴交、太冲穴，每穴持续约1分钟，以得气为度；继而推擦胸部至局部发红，再用拇指按揉膻中穴1分钟左右。接着患者取俯卧位，术者立于患者右侧，以柔和的滚法在背部膀胱经操作1分钟左右，按揉背部1分钟左右，再以拇指按揉心俞、膈俞、厥阴俞、肝俞、胆俞穴，每穴持续约1分钟。最后用手掌推擦背部，以发热为度。

（4）气阴两虚证

取穴：心俞、膈俞、肾俞、命门、肩井、腰阳关、膻中、中脘、气海、百会、内关、神门、足三里、太溪、涌泉。

操作：患者取仰卧位，术者立于患者左侧，用拇指重按百会，轻揉内关、神门、足三里、太溪穴，每穴约1分钟；用掌根按揉膻中、中脘、气海穴，每穴约1分钟；用手掌摩腹2分钟，并上推腹部5~10次。接着患者取俯卧位，术者立于患者右侧，以柔和的㨰法在腰阳关操作2分钟，然后掌推背部膀胱经、督脉各10次，用拇指按心俞、膈俞、肾俞、命门、腰阳关，每穴持续1分钟，掌擦腰背部，以发热为度。继而患者取坐位，术者立于患者背后，用拿法拿双侧肩井穴2分钟，最后术者坐在患者对面，膝上敷一方巾，把患者足部置于腿上，足心向上，用拇指按揉涌泉穴约1分钟，并搓擦足底至发热为度。

（5）阳气虚衰证

取穴：内关、心俞、膈俞、肺俞、脾俞、合谷。

操作：用右手大拇指按压患者内关穴，用左手大拇指按压患者合谷穴，用力作压放手法，用较轻的手法按揉2分钟；两手拇指沿着肋间隙由内向外推；循经络在上肢进行拿、捏、揉、摩，并配合点按相关穴位，以发热为度。

44 怎样用自我按摩法调治冠心病？

咨询： 我今年50岁，患冠心病已多年，目前服有复方丹参片、肠溶阿司匹林、卡托普利片，不知道为什么，最近总感觉精神疲惫、心慌气短，想了很多办法，还是不见好转，听说用自我按摩的方法能调治，我想试一试，请您告诉我怎样用自我按摩法调治冠心病？

解答： 自我按摩方法简便易行，调治冠心病有肯定的疗效，对改善微循环和心肌供血，减轻或消除冠心病患者胸闷胸痛、心悸气短、神疲乏力等自觉症状确实大有帮助。您想用自我按摩的方法缓解精神疲惫、心慌气短等症状是可行的，不过需要说明一点，切不可过分强调按摩的作用而停止药物治疗，按摩疗法应在药物治疗的基础上作为调养手段应用。

自我按摩调治冠心病的具体方法较多，下面选取常用的两种，将具体操作方法予以介绍，供您参考。您可以咨询一下当地的医生，在征得医生同意后按摩调养一段时间，看疗效如何。

方法一

（1）患者取正坐位，用两手拇指推按肺俞、心俞、膈俞及阿是穴1~2分钟，并推揉左肩部3~5分钟。

（2）患者取仰卧位，先用手拿捏胸部肌肉10~20次，再用手掌推胸部经肩至上臂内侧5~7次，然后用手掌按摩心前区3~5分钟。

（3）患者先取仰卧位，揉中府、极泉、阴郄、膻中等穴各1分钟，再换俯卧位，揉至阳穴1分钟。

（4）患者取站立位，两臂放松，左右旋转作捶背拍心动作，每次50~100下。

方法二

（1）准备姿势：稳定情绪，两腿正直，双脚自然分开站立。

（2）按摩前胸：左手压在右手背上，右手掌面贴在前胸，按顺时针方向按摩转动。

（3）按摩腹部：左手压在右手背上，右手掌面贴在腹壁上，在脐周围顺时针、逆时针按摩各36圈。

（4）摆动双肩：双上肢左右摆动，双手下垂，然后双肩左右摆动，带动双臂左右晃动。

（5）按摩腰背：双手握空拳，拳背紧贴在腰背部脊柱两侧，以肘关节的屈伸，使拳在脊柱两侧上下移动，由轻而重，由慢而快。

（6）两侧弯腰：双侧手下垂，腰部左右侧弯，尽量弯的度数要大，但频率要慢。

（7）拍打前胸：双手先后拍打前胸，拍打的频率要慢，用力要轻，次数要少。

45 应用按摩疗法调治冠心病应注意些什么？

咨询： 我患有冠心病，一直坚持服药治疗，病情控制的还不错，每次复查心电图都大致正常，不知为什么近来总感觉心慌气短、身困乏力，听说服药治疗的同时配合按摩能改善这些症状，我准备按摩一段时间，我要问的是应用按摩疗法调治冠心病应注意些什么？

解答： 按摩疗法轻松舒适，不需耗费过度的精力，不增加患者的经济负担，冠心病患者在服药治疗的同时配合适当地按摩，确实能够改善心慌气短、身困乏力等诸多自觉症状。当然，若使用不当，不仅难以达到应有的治疗保健效果，还会对人体造成伤害。为了获得满意的疗效，避免意外事故发生，在应用按摩疗法调治冠心病时，应注意以下几点。

（1）选择适宜环境和体位：应用按摩疗法调治冠心病时，应选择在安静、幽雅、空气清新的环境中进行，要保持心平气和，采取放松舒适的体位。寒冷季节按摩时，应注意室内温度，以防受凉感冒。

（2）注意采用适宜手法：应用按摩疗法调治冠心病应根据病情辨证论治，按补泻的不同正确施用手法，切不可不加分析地乱用。要根据不同的要求选用不同的手法，同时手法应力求轻柔和缓，动作宜轻、慢，节律要均匀，保持适宜的用力强度，用力不宜过大，切忌用重力或蛮力。自我按摩应在医生的指导下，在了解注意事项并掌握操作要领后进行。

（3）掌握按摩的适应证：要注意按摩治疗的适应证，严防有禁忌证的冠心病患者进行按摩治疗。按摩疗法适用于病情较轻且稳定的冠心病患者，以减轻或缓解其自觉症状，对于病情较重者，尤其是频发心绞痛以及出现急性心肌梗死的患者，并非按摩疗法所适宜。

（4）按摩做到持之以恒：应用按摩疗法调治冠心病，必须做到持之以恒，要有信心和耐心，从整体着眼，局部着手，长期按摩，切忌三天打鱼，两天晒网。只要坚持按摩，必可收到改善微循环和心肌供血，逐步减轻直至消除冠心病患者胸闷胸痛、心悸气短、神疲乏力等自觉症状的效果。

（5）注意与其他疗法配合：按摩疗法虽然安全有效，但其调治冠心病的作用较弱，取效较慢，为了提高临床疗效，避免不良事件发生，在应用按摩调治的同时，还应注意与药物治疗、针灸治疗以及饮食调养、情志调节等调治方法相互配合。

第三章
自我调养冠心病

俗话说，疾病三分治疗，七分调养。这足以说明自我调养在疾病治疗中的重要性。如何选择适合自己的调养手段，是广大冠心病患者十分关心的问题。本章详细解答了冠心病患者自我调养过程中经常遇到的问题，以便在正确治疗的同时，恰当选择调养手段，只有这样做，才能消除冠心病引起的诸多身体不适，保证身体健康。

01 为什么说最好的医生是你自己？

咨询： 我昨天刚查出患有冠心病，医生交代一定要坚持服药，有什么不舒服及时就诊，"医生"不要自己当，切不可自作主张买药吃，今天我无意中又看到钟南山院士曾说"最好的医生是你自己"，把我弄糊涂了，麻烦您解释一下为什么说最好的医生是你自己？

解答： 其实"医生"不要自己当，切不可自作主张买药吃，与"最好的医生是你自己"并不矛盾，只是出发点不同，考虑的角度不一样而已。"医生"不要自己当，切不可自作主张买药吃，是说作为患者，缺少医学知识，不能不懂装懂，自作主张买药治病，这样很容易耽误病情，引发严重的后果。而"最好的医生是你自己"，是告诉我们应学会关爱自身的健康，平时注意养生，提高身体素质，以预防疾病的发生，如有身体不适，一定要及时检查，把病患扼杀在萌芽期。

钟南山院士在一次健康讲座中提出"最好的医生是你自己"。为什么说最好的医生是你自己呢？目前人们工作生活压力不断增加，尤其是 40 岁左右的白领人群，他们的工作压力明显高于其他人群，但他们认为自身正是精力充沛的年龄，于是不顾自己的身体，拼命工作，透支健康。有调查显示，我国高级知识分子的平均寿命是 58 岁，远远低于我国人口的平均年龄 69 岁。钟南山院士说："不少人 40 岁前以命搏钱，40 岁后以钱买命，我们在医院常常接触到这种人，体会颇为深刻。"

"生命有限，健康无价，健康是条单行线，只能进不能退，人应该学会关爱自身的健康。"钟南山院士强调世界卫生组织定义的健康是指全面的健康，即身体健康、心理健康、社会适应性良好和道德高尚，这已被越来越多的人所认同。但有不少人仍然只是关注身体健康而忽略了其他部分，从而形成了亚健康人群。

钟南山院士认为，在决定人的健康程度因素中，遗传因素和环境因素只占 15% 和 17%，医疗条件占 8%，而生活态度、生活方式占了 60%。合理膳食、适量运动、戒烟限酒、心理平衡、充足睡眠是人体健康的基石，其中心理平衡最为重要。"养生第一要义就是心理平衡，这是最重要也最难做到的一点。人们往往被忧虑、惧怕、贪求、怯懦、嫉妒和憎恨等不良情绪困扰。"他还指出，科学研究显示，情绪低落时人体的抗癌功能会衰退 20% 以上。

"要做到心理平衡，先要有一个明确的生活目标，并执着地去追求。调查显示，有明确生活目标的人的长寿概率相对要高。但这个目标不能太苛求，以至于以牺牲自己的健康为代价。""若想身心松，三乐在其中，即知足常乐、自得其乐、助人为乐。"

"早防早治"也是钟南山院士向大家介绍的一个关键词。钟南山院士说："要提高警惕，对高脂血症、冠心病、糖尿病、高血压、脂肪肝等常见病做到早发现、早治疗，如有身体不适，一定要及时检查，把病患扼杀在萌芽期，最好的医生是你自己。"

02 冠心病患者还能长寿吗？

咨询： 我父亲患有冠心病，去世时年仅66岁，我今年40岁，1年前确诊患了冠心病，3周前因心绞痛频发住院治疗，现在虽然出院了，但医生让我坚持服药，并说不可麻痹大意，我儿子刚14岁，我很担心自己活不了多长时间了，我想问冠心病患者还能长寿吗？

解答： 您的心情我完全理解，冠心病是动脉粥样硬化导致器官病变的最常见类型，也是严重危害人们健康和生活质量的常见病、多发病。一旦罹患冠心病，就好比人体内装了一个定时炸弹，随时都有发生心绞痛、心肌梗死甚至心脏性猝死等心脏严重事件的可能性，大大影响了人们的寿命。所以，人们常有冠心病患者还能不能照样长寿的疑问，而且大凡冠心病患者多悲观失望，认为患上了冠心病，其寿命大为缩短。其实这种顾虑是多余的，也是极其有害健康的，只要注意积极治疗调养，冠心病患者照样能长寿。

为了让冠心病患者走上长寿之路，冠心病患者除了做到日常生活有规律外，还应注意以下几个方面。

（1）树立战胜疾病信心：冠心病患者要树立战胜疾病的坚定信心，以积极的态度面对疾病、面对晚年，积极致力于病体的康复。再者要实事求是地认识和处理心理、社会事件，消除过高要求和激烈竞争的事件，克服过分喜悦、愤怒、焦虑、恐惧等因素，学会自我控制，做情绪的主人，使突然发生的不良情况化为平静。愿所有冠心病患者时时都能心情舒畅，天天都有好心情，以配合治疗。

（2）遵从医嘱坚持治疗：定期到医院复查，随时掌握患者病情的变化，遵从医嘱，在医生指导下坚持治疗。要根据心脏情况及全身状况随时调整治疗方案，使药物治疗和生活起居更具针对性，宜采取中西医结合的方法，根据病情需要坚持应用有科学依据、有预防治疗作用的中西药物，用药切不可三天打鱼，两天晒网，同时还可根据病情的需要选择介入治疗、手术治疗等。

（3）合理安排日常饮食：饮食调养在冠心病的治疗康复中占有十分重要的地位，日常饮食要科学合理，注意饮食营养的均衡、全面，尤其要克服挑食、偏食、不按时进食等不良饮食习惯，要戒除吸烟饮酒，注意选取低热量、低胆固醇、低脂肪、低糖、高纤维素的食物，适当多吃维生素含量丰富及纤维多的新鲜蔬菜及水果，同时还宜根据自己的病情需要选用药膳进行调理。

（4）适当进行运动锻炼：运动锻炼有利于冠状动脉侧支循环的建立，是冠心病患者自我调养的重要手段，所以冠心病患者一定要重视体育锻炼。需要注意的是，冠心病患者的运动锻炼一定要在医生的指导下根据病情需要合理安排，运动锻炼要严格掌握其运动量，绝对避免过度劳累及剧烈运动，否则不仅难以取得应有的效果，还容易诱发心绞痛甚至急性心肌梗死、心脏性猝死等。

03 冠心病患者为什么要重视饮食调养？

咨询：我今年50岁，1年前查出患有冠心病，之后每次到医院就诊，医生都要交代注意饮食调养，戒除饮酒，避免劳累，保持良好的情绪，并说饮食调养是冠心病综合治疗的一个重要方面，我不太明白，请问<u>冠心病患者为什么要重视饮食调养？</u>

解答：这里首先告诉您，合理的饮食营养对冠心病患者来说确实十分重要，冠心病患者必须重视饮食调养。饮食调养又称"饮食疗法""食物疗法"，简称"食疗"，它是通过改善饮食习惯，调整饮食结构，采用具有治疗作用的某些食物（疗效食品）或适当配合中药（即药膳），来达到治疗疾病、促进健康、增强体质目的的一种防病治病方法。

人们常说"民以食为天"，粮油米面，瓜果蔬菜，盐酱醋茶，我们每天都要与之打交道。饮食在人类生活中占有非常重要的地位，食物是人体生命活动的物质基础，可改善人体各器官的功能，维持正常的生理平衡，调整有病的机体。我国自古以来就有"药食同源"之说，中医学十分重视饮食调养，早在《黄帝内经》中就有"五谷为养，五果为助，五畜为益，五菜为充"的记载，提出合理的配膳内容有利人体的健康。唐代伟大的医学家孙思邈在《千金方》中说："凡欲治疗，先以食疗，既食疗不愈，后乃用药尔。"清代医家王孟英也说："以食物作药物，性最平和，味不恶劣，易办易服。"希腊著名医生希波格检库也曾强调道"营养适宜，治疗彻底""食物药物应互为替补"。这些都说明了饮食调养对人体的健康、疾病的治疗具有特别重要的作用。食疗可以排内邪，安脏腑，清神志，资血气。了解食物的基本营养成分和性味作用，用食平疴，怡情遣病，是自我调养中最高明的"医道"。

饮食不当、嗜食肥甘厚味是冠心病发生的重要因素，遵循饮食宜忌而调理之，是治疗调养冠心病，改善微循环和心肌供血，减轻或消除冠心病患者胸闷胸痛、心悸气短、神疲乏力等自觉症状，防止或减少心绞痛发作以及急性心肌梗死发生的重要措施。合理的饮食对冠心病患者是十分必要的，所以冠心病患者必须重视饮食调养，注意选用药膳进行调治。

04 冠心病患者的饮食调养原则是什么？

咨询：我今年48岁，半年前查出患有冠心病，正在服用复方丹参片、肠溶阿司匹林等治疗，我知道饮食调养对冠心病患者十分重要，也很想注意饮食调养，但就是不知如何是好，听说冠心病患者的饮食调养有一定原则，请问冠心病患者的饮食调养原则是什么？

解答：的确像您说的那样，饮食调养是调治冠心病的重要方法，冠心病患者的饮食调养是有其原则的。现将冠心病患者的饮食调养原则简单介绍如下，供您参考。

（1）根据中医辨证对症进食：食物有寒热温凉之性和辛甘酸苦咸五味，其性能和作用是各不相同的，因此在进行饮食调养时，必须以中医理论为指导，根据冠心病患者的特点，在辨证的基础上立法、配方、制膳，以满足所需的食疗、食补及营养的不同要求，做到合理搭配，对症进食，切勿盲目乱用。

（2）纠正不合理的膳食结构：长期不合理的膳食是引发高脂血症、促发动脉粥样硬化和冠心病的主要原因之一，因此，纠正不合理的膳食结构在冠心病防治中占有十分重要的地位。脂肪的摄入过多、总热能过多、饮酒等，均是引发高脂血症、促发动脉粥样硬化和冠心病的膳食因素，在冠心病的饮食调理中，应注意限制总热能，减少脂肪的摄入，并控制饮酒。

（3）做到饮食有度防止偏食：美味佳肴固然于身体有益，但不一定就等于无害。饮食虽然可以调养疾病，但若食之过量，甚至偏食，则会导致阴阳失调、脏腑功能紊乱，而诱发新的病证。因此，饮食要有节制，不能一见所喜，就啖饮无度。食疗也要讲究疗程，不宜长时间单纯食用某一种或某一类食物，要防止食疗过程中的偏食。

（4）注意配合其他治疗方法：饮食调养既不同于单纯的食物，也不同于治病的药物，故在应用过程中需要根据病情全面考虑。饮食调养的作用较弱且局限，单纯应用饮食疗法来调治冠心病是不可取的。在饮食调养的同时，还应注意与药物治疗、起居调摄、情志调节、运动锻炼等其他治疗调养方法配合应用，以发挥综合治疗的效能，提高临床疗效。

05 怎样做才是合理膳食？

咨询： 我今年56岁，患冠心病已3年，每次到医院就诊，除检测血压、血糖、血脂、心电图等外，医生都会交代一定要按时服药，定期复查，注意控制饮食，做到合理膳食，至于怎么做才算是合理膳食，直到现在我也不太清楚，我想知道**怎样做才是合理膳食**？

解答： 冠心病的发生与不良的饮食习惯密切相关，良好的饮食习惯、合理的膳食对冠心病患者来说十分重要。我国营养方面的专家专门为居民的膳食制订了《中国居民膳食指南》，如果按照这个指南的原则去安排自己的饮食，就应该是做到了合理膳食。同时，患有糖尿病、高血压、肥胖症、高脂血症几种病中的一种或多种病的冠心病患者的饮食控制要更严格，除需严格遵从《中国居民膳食指南》的原则外，还应该在医生的指导下制订饮食治疗的方案，并在治疗中根据病情的变化由医生帮助调整饮食治疗的方案。

《中国居民膳食指南》的内容非常多，其中的健康饮食金字塔概括了合理膳食的最基本要求，要做到合理膳食，就应当遵循"健康饮食金字塔"原则。"健康饮食金字塔"将每人每天应该吃的食物种类和数量要求用金字塔来表示，金字塔共分6层，底层最宽大，越往上越窄，从底层向塔尖所列食物可以吃的量逐渐减少，塔尖表示这类食物可吃的量最少。除每日必须补充足够的水分外，最下面一层是主食，向上依次为蔬菜、水果类、肉类、鱼虾类、蛋类，奶品、大豆类及坚果，最上面一层为油、盐和糖。最新修订的指南还增加了每日步行不少于6000步的建议。

主食在"健康饮食金字塔"中占的比重最大，简单地说就是"吃多些"。主食的种类可以是面食、大米和五谷杂粮，提倡吃部分粗粮，且多种谷物混合吃比单一吃一种要好。每日谷类用量大多在200~400克之间，但需因人而异。

副食包括蔬菜、水果、肉类、鱼虾类、蛋类、奶品、大豆类、坚果以及油、盐、糖等。蔬菜和部分水果在"健康饮食金字塔"主食的上面，占的比例也较大，简单地说就是"适当多吃"。要选择吃新鲜的蔬菜和部分水果，满足每日蔬菜量300~500克，水果的种类可以根据自己的喜好和病情的需要进行选择。

肉、鱼、蛋、豆及奶品类在"健康饮食金字塔"的中间，简单地说就是"吃少量"。每日肉类食用总量宜在100~200克之间，而且要选择瘦肉、鱼、鸭、蛋等，奶类可控制在250克以上，大豆及其制品则应不低于25克。

盐、油和糖都是做饭的辅助用料，在"健康饮食金字塔"的塔尖上，所占比例最小，简单地说就是"减少吃"。每日食盐用量最好控制在6克以下，植物烹调油一般每日限制在20~25克，而且要尽量吃豆油、花生油、菜籽油、玉米油等，少吃动物油，特别要少吃猪油。食糖的用量更应严格控制。

06 冠心病患者饮食调养的"一个平衡、五个原则"是什么？

咨询： 我患冠心病已两年，以前总认为饮食调养就是少吃肥腻食物，多吃蔬菜水果，昨天见到医院营养科的医生，他说我的看法并不准确，冠心病患者饮食调养有"一个平衡、五个原则"，麻烦您告诉我冠心病患者饮食调养的"一个平衡、五个原则"是什么？

解答： 医院营养科医生说得很对，冠心病患者的饮食调养就是少吃肥腻食物、多吃蔬菜水果这种看法并不准确，是片面的。饮食调养和限制饮食不同，冠心病患者的饮食调养有"一个平衡、五个原则"。冠心病患者饮食调养的"一个平衡、五个原则"中，一个平衡是指平衡饮食，五个原则是指低热量、低胆固醇、低脂肪、低糖、高纤维素。

（1）平衡饮食：有相当一部分冠心病患者，为了治疗调养的需要，完全素食、偏食，其实这是个误区，对身体的健康反而不利。我们从饮食中获得的各种营养素，应该种类齐全，荤素搭配，粗细搭配，比例适当，结构合理。

（2）五个原则：五个原则即低热量、低胆固醇、低脂肪、低糖、高纤维素，此乃调养冠心病必须遵守的原则。

低热量：当摄入总热量超过消耗时，剩余的热量就会积存在体内变成脂肪，容易引发肥胖和冠心病，不利于冠心病的治疗和康复，在生活中肥胖者冠心病的发病率要比一般人高得多，故冠心病患者要保持低热量状态。

低胆固醇：蛋黄、动物内脏等含胆固醇较多，吃这些食物容易引起高脂血症，对动脉粥样硬化和冠心病的治疗不利，应尽量少吃或不吃。

低脂肪：冠心病患者应注意低脂肪饮食，避免因饮食不当引起血脂升高，不过含有大量不饱和脂肪酸的海鱼、酸奶等具有降低胆固醇的作用，还能抑制血栓形成，还是可以适当多吃的。

低糖：糖给机体提供热能，高糖饮食易使机体热能过剩，进而影响冠心病的治疗和康复，所以冠心病患者应注意低糖饮食。低糖主要是限制淀粉的摄入，精米、精面中富含糖类，应注意限制，粗杂粮中富含纤维素，有利于胆固醇的排除，所以饮食中应有适当比例的粗杂粮。

高纤维素：膳食纤维可以阻止胆固醇的吸收，降低血胆固醇的含量，并能软化粪便，防止便秘，有利于冠心病的治疗和康复，所以冠心病患者应注意适当多吃高纤维素饮食。

07 冠心病患者为何不可缺少饮水？

咨询：我今年56岁，半月前查出患有冠心病，正在服用复方丹参滴丸治疗，看到我们单位的刘师傅自从患冠心病后，每天都喝很多茶水，我很是纳闷，昨天又听说冠心病患者应多喝水，不可缺少饮水，我想不明白，麻烦您告诉我冠心病患者为何不可缺少饮水？

解答： 这里首先告诉您，适当饮水对冠心病患者来说是十分必要的，冠心病患者确实不可缺少饮水。水是自然界一切生物生命过程中所必需的物质之一，它是构成细胞和组织的重要成分，人类也不例外。在正常情况下，人体内所含的水分约占体重的80%，每个成人一昼夜需进水约2500~3000毫升，才能维持机体各部分的正常生理功能，从而维系正常的生理活动。

冠心病患者大多为中老年人，而中老年人在生理上的一个重要变化就是体内固有的水分随着年龄的增长而逐渐减少，出现生理性失水现象。同时，机体各部分逐渐退化，抵抗力亦下降。因此，有些中老年人，皮肤显得干燥，皱纹出现得早而明显，而且容易生病，故应注意经常饮水，补充人体的消耗量，以有利于延缓机体各种功能的退化。通过饮水－排尿这个"内洗涤"过程的作用，可将机体内各种代谢废物排出体外，这是保持健康的重要措施之一，也是冠心病患者预防感冒及其他各种并发症的重要手段。

便秘是冠心病的大敌，饮水还有助于排便。便秘时，排便必然要用力而增加心脏负担，加之用力后腹压增加而使膈肌上移，又可压迫心脏，极易对心脏造成不良影响，在临床中可以看到相当一部分冠心病患者由于用力大便造成心绞痛发作甚至心肌梗死而死亡。所以，经常饮水，使肠道内含有足够的水分，使粪便柔软而容易排出，是冠心病患者必须注意的事项。饮水还能保持充足的血容量，降低血液黏稠度，避免因血液浓缩血小板等物质聚集而造成的血栓形成，从而预防心肌梗死的发生。饮水还可调节体内钠的代谢，使尿液中的钠增加，有利于降低血压。

冠心病患者每晚不妨喝上 1 杯水，能起到抑制血小板聚集，降低血液黏稠度，增加血液流速，溶解血栓等作用。在清晨醒来后喝 1 杯水也至关重要，因为早晨血小板活动性增加，血栓易于形成，加之睡了一夜，排尿与皮肤蒸发及口鼻呼吸均会失去不少水分，此时血黏稠度明显增高，血液中易形成血栓，清晨醒来后及时喝上 1 杯凉开水，可以迅速被吸收，使黏稠的血流得以稀释，不但能改善脏腑器官血液循环，防止病情发作，还有利于胃肠和肝肾代谢，促进体内废物的排出。

平时，应频频少量多次饮水，渴时不要暴饮，以免增加心脏负担。夏季也不要过多地进冷饮，因为大量冷饮的刺激可导致冠状动脉发生痉挛，血流量减少，造成心肌缺血、缺氧。睡前也不宜多喝水，以免增加夜尿次数影响睡眠。

08 冠心病患者为何不能吃得太饱？

咨询：我今年 58 岁，患冠心病已经多年，一直坚持服用药物治疗，可近半年来还是偶尔有心绞痛发作，前几天到医院就诊，医生叮嘱我一定要按时服药，避免劳累，不要生气，同时要注意饮食调养，切不可吃得太饱，我要问的是冠心病患者为何不能吃得太饱？

解答：冠心病患者确实不能吃得太饱。饱餐可诱发和加重心绞痛，引起急性心肌梗死，甚至猝死。人们时常可以听到，某某因猛吃一碗烩面心绞痛又发作了，某某因吃饭过饱诱发了急性心肌梗死，某某曾经患过心肌梗死，前几天经不住家人或亲友的好心相劝和美味佳肴的诱惑，多吃了几口再次引发心肌梗死去世了等等。在吃饱、吃好已不成问题的时候，"八分饱"已成为现代人应该养成的良好饮食习惯，过量饮食不仅是引发和加重高血压、脑动脉硬化、糖尿病、冠心病、肥胖等诸多疾病的主要因素，也是冠心病患者诱发和加重心绞痛，引起急性心肌梗死甚至猝死的危险因素，所以冠心病患者不能吃得太饱。

冠心病患者吃得太饱之所以会诱发和加重心绞痛，引起急性心肌梗死甚至猝死，主要是因为饱餐可造成冠状动脉供血不足、增加血液黏度、影响心脏神经的自我调节、导致迷走神经高度紧张、致使胃容积增加和胸腔压力升高等。

（1）造成冠状动脉供血不足：饱餐后，胃肠道食物的消化需要大量的血液，心肌的供血量减少，增加了心脏的负担，容易造成心肌供血不足，进而使血压明显下降，高血压者血压下降更加明显。如果伴有饮酒，也可导致外周血管扩张，引起血压下降，并能使心肌的耗氧量增加，当血压出现突然而明显的下降时，可造成冠状动脉明显的供血不足。

（2）增加血液黏度：当饱餐时，尤其是摄入大量的高脂食物时，血中脂质的浓度会迅速上升，血液的黏度增加，血小板容易出现聚集，易于形成血栓。

（3）影响心脏神经的自我调节：消化系统各部分之间以及其他系统之间的紧密配合，是人体消化、吸收、排泄功能正常发挥的保障，心脏神经与胃肠道的神经调节有着密切的关系。冠心病患者在进食时，咽部的吞咽和胃肠道的蠕动都能反射性地影响心脏神经的自我调节，致使心脏神经的自我调节的稳定性下降。

（4）导致迷走神经高度紧张：进食可刺激和兴奋迷走神经，使迷走神经高度紧张，各种消化液的分泌增加，增加胃肠的紧张度和蠕动，从而可导致冠状动脉痉挛收缩。

（5）致使胃容积增加和胸腔压力升高：饱餐后，胃的容积增大，膈肌上移，使胸腔内的压力升高，妨碍了血液向心脏的回流，进一步影响到心脏的功能。

09 冠心病患者能喝牛奶吗？

咨询： 我今年 52 岁，平时喜欢喝牛奶，自从 3 月前查出患有冠心病后，已经很少再喝，生怕喝牛奶会使血脂增高，使人肥胖，对病情造成不良的影响，前天偶然听说经常喝牛奶不但对冠心病无害，反而十分有益，我不太相信，请您告诉我冠心病患者能喝牛奶吗？

解答： 这里首先告诉您，经常喝牛奶对冠心病有益而无害，冠心病患者能喝牛奶。牛奶又称牛乳，为牛科动物黄牛或水牛的乳汁，其营养丰富，是一种不可多得的保健饮品。有人认为牛奶中含有奶油，担心会增加血脂，所以不愿意喝牛奶，其实这种想法是错误的。目前普遍认为，能降低血胆固醇的食物均有助于防治冠心病的进一步发展，牛奶就是一种可以降低胆固醇的食品，对冠心病有益而无害，所以冠心病患者能喝牛奶。

　　牛奶为什么有降低胆固醇的作用呢？主要是因为牛奶中含有可以抑制人体肝脏合成胆固醇的物质，另外牛奶中富含的钙和乳清酸可以降低机体对食物中胆固醇的吸收，牛奶通过这两种作用可降低体内胆固醇，从而达到减缓心脑血管疾病发生和发展的目的。牛奶含有丰富的蛋白质、钙质，特别是牛奶中的钙与蛋白质是结合在一起的，两者极易被人体吸收，是最好的高蛋白、高钙、低胆固醇食品，可作为补充蛋白质和钙的良好来源。随着年龄的增大，特别是对 50 岁以上的老年人，骨钙丢失日趋严重，骨质疏松和骨质增生等因缺钙引起的疾病也随之而来，牛奶不仅含钙量高，而且吸收好，钙对心肌还有保护作用，对上述疾病有防治作用。牛奶还含有维生素 B_2、维生素 B_1、维生素 A、叶酸、糖类、烟酸、铁、镁、钾、磷等成分，能全面提供人体需要的营养素、热能，提高机体的免疫功能，常喝牛奶可以延缓衰老，预防疾病，增强体质。由于我国许多地区的饮食结构仍呈低蛋白、低钙型，因此提倡多饮牛奶有利于改变饮食构成的不合理状况，对提高人民健康水平有重要意义。

　　以上可以看出，老年人，尤其是冠心病患者，如能经常饮用一些脱脂奶、酸奶等乳类食品，对维持身体良好的营养状况，延缓冠心病的发展很有好处。当然，牛奶的饮用宜适量，决不能无限制地大量摄入，过量食入不仅不能完全吸收，还可导致腹胀腹泻等，反而对身体不利。

10 高脂血症合并冠心病的患者可以多吃瘦肉吗？

咨询： 我今年 59 岁，平时喜欢吃肉，自从半年前查出患有高脂血症、冠心病，已经很少再吃肉，生怕吃肉会对病情造成不良影响，昨天听说高脂血症、冠心病只要不吃肥肉，还是可以多吃瘦肉的，我不太相信，请问高脂血症合并冠心病的患者可以多吃瘦肉吗？

解答： 这个问题不只是您想知道，可以说困扰着相当一部分高脂血症、冠心病患者。目前社会上广泛流传这样一种观点，认为肥肉脂肪中含有大量饱和脂肪酸，对人体有害，常吃肥肉会使人发胖，使血脂升高，从而易于引发动脉粥样硬化、冠心病、脑卒中等心脑血管疾病。因此，很多人，特别是高脂血症及高脂血症合并冠心病的患者，不吃肥肉，只吃瘦肉，甚至多吃瘦肉，认为多吃瘦肉是没问题的。那么，高脂血症及高脂血症合并冠心病的患者多吃瘦肉正确吗？

瘦肉脂肪中的饱和脂肪酸低于肥肉的含量是无疑的，但不能笼统地讲瘦肉都是低脂肪的。营养学家对各种动物肉的脂肪进行测定，以 100 克重量为例，兔肉为 0.4 克，马肉为 0.8 克，瘦牛肉为 6.2 克，瘦羊肉为 13.6 克，而瘦猪肉却高达 28.8 克。若把瘦猪肉作为日常膳食结构中主要的食物来源，也易于发生高脂血症，继而引发动脉粥样硬化、冠心病、脑卒中等心脑血管疾病。高脂血症患者多吃瘦肉不利于其治疗和康复，所以高脂血症及高脂血症合并冠心病的患者多吃瘦肉是不正确的。

最近，英国一项研究表明，多吃瘦肉对人体健康的危害更甚于肥肉，因为瘦肉在烹制过程中会自动产生一种致癌物质——杂环胺。动物实验表明，杂环胺是一种损害基因的物质，会使体内的脱氧核糖核酸发生诱变。瘦肉中的杂环胺能被大肠直接吸收进入血液中，西方国家肠癌发病率高于其他国家，这与他们常食瘦肉，尤其是喜食大量红色牛排有关。

此外，瘦肉中蛋氨酸含量较高，蛋氨酸是合成人体一些激素和维护表皮健康必需摄取的一种氨基酸，但在一些酶类催化激活下，在热处理过程中的蛋氨酸会产生一种叫同型半胱氨酸的有机物。现代医学认为，同型半胱氨酸会直接损害动脉血管壁内的内皮细胞，促使血液中的胆固醇和三酰甘油等脂质沉积并渗入动脉血管内，而发生动脉粥样硬化。食瘦肉过多，蛋氨酸就会增多，同型半胱氨酸也相应地增加，加速动脉粥样硬化的发生。由上可以看出，多吃瘦肉也是不可取的。

11 冠心病患者为什么宜多食富含膳食纤维的食物？

咨询： 我今年 50 岁，前几天才查出患有冠心病，正在服药治疗，我知道饮食调养对冠心病患者来说很重要，听说冠心病患者应适当多吃一些富含膳食纤维的食物，我不太明白，问几个冠心病病友也说不清楚，请问<u>冠心病患者为什么宜多食富含膳食纤维的食物</u>？

解答： 冠心病患者确实应适当多食富含膳食纤维的食物。近年来，随着人们生活水平的不断提高，饮食结构发生了较大的变化，由于过多地摄入肉类、细粮等高脂肪、高蛋白、高热量食品，导致高脂血症、高血压、动脉粥样硬化、冠心病等疾病的发病率明显增加，富含膳食纤维食物的独特清肠利胃、降脂降压、防治冠心病等保健祛病功能逐渐被人们所认识，现今已经成为冠心病患者青睐的保健食品，所以，冠心病患者宜多食富含膳食纤维的食物。

纤维素为何有这么大的神通呢？据分析，植物纤维素是一种多糖类，是由 1800~3000 个葡萄糖分子组成，由于人类的消化液中缺乏催化这种纤维素分解的酶，所以它不易被人体消化吸收。正因为如此，人们在吃含纤维素多的食品时，首先需经较长时间的咀嚼而促进唾液的分泌，有利于食物的消化分解；其次是纤维素可增加饱腹感，起到较好的节食减肥作用；再者就是可推动粪便和肠内积物蠕动，增加肠液以祛积通便，清洁肠道，促进脂质代谢，从而起到降脂降压、防治冠心病等作用。

引发动脉粥样硬化和冠心病的主要原因是由于血胆固醇增加，使较多的胆固醇沉积在血管内壁，其结果不仅降低了血管的韧性和弹性，而且使血管内壁加厚，管径变细，影响了血液流通，增加了心脏的负担，而食物中的粗纤维能与胆固醇相互结合，防止血胆固醇的升高，从而有利于防止冠心病的发生和进一步发展。另外食物中的粗纤维还能和胆酸结合，使部分胆酸随着粗纤维排出，而胆酸又是胆固醇的代谢产物，为了补充排出的胆酸就需要有更多的胆固醇进行代谢，胆固醇代谢的增加则减少了动脉粥样硬化和冠心病发生发展的可能性。

保持大便通畅，使肠道"常清"，有利于机体废物的排泄，对身体健康十分有利。便秘常常是引发冠心病心绞痛、急性心肌梗死等的重要诱因之一，冠心病患者因大便秘结用力排便引发心绞痛和急性心肌梗死甚至猝死的事件时有发生，保持大便通畅也是调治冠心病的重要一环。然而，肠中怎样才能"常清"呢？纤维素在这里面就起着举足轻重的作用。这就是人们之所以说"纤维素是生命的绿洲""纤维素是肠道的清洁工"的道理所在。

中医认为腑以通为顺，胃以降为和，腑气不通，肠道气机壅滞是引发疾病的重要原因之一。正常排便可以调节人体的气机升降，健脾和胃，舒肝利胆，清心轻体，养精定神，是非常有益于健康的，适当多吃富含膳食纤维的食物，则是保持大便通畅的好办法。

那么怎样才能摄入较多的膳食纤维呢？首先是要选择含膳食纤维较多的食物，如芹菜、白菜、青菜、萝卜、丝瓜、番茄、青笋、豆芽、香椿和带壳果品以及主食中的各种粗杂粮等。同时吃法要做到主食多吃带麸的面粉、面包和糙米及带壳类的作物，蔬菜尽量带叶、皮、茎、根，吃瓜果类也要尽量带皮，食柑橘类还要带内皮、皮上的白膜，食花生、核桃带壳果品要带内皮等。

12 为什么高脂血症合并冠心病的患者宜适当多吃海鱼？

咨询： 我今年 61 岁，患有高脂血症、冠心病，正在服药治疗，我知道高脂血症合并冠心病的患者应注意控制饮食，少吃肥腻食物，昨天又听说高脂血症合并冠心病者可以适当多吃海鱼，我想不通，我要问的是为什么高脂血症合并冠心病的患者宜适当多吃海鱼？

解答： 这里首先告诉您，高脂血症合并冠心病的患者确实可以适当多吃海鱼。鱼类味鲜肉嫩，易于消化，蛋白质含量高，且脂肪含量明显较畜肉为低，故鱼类菜肴为许多人所喜爱。食用鱼类中，无论是淡水鱼还是海鱼，除了胆固醇含量一般都不太高这一特点外，所含鱼油中的脂肪酸组成也很奇特，表现为碳链比植物油要长得多，双键数目鱼油比植物油要多。鱼油中的这种特殊脂肪酸，主要有两种，一种是二十碳五烯酸，另一种为二十二碳六烯酸，它们除了降胆固醇作用比植物油强外，还具有抗凝血和预防血栓形成的作用。同时这种特殊脂肪酸海鱼中的含量比淡水鱼要高，如鲐鱼、沙丁鱼、秋刀鱼等海鱼中含量很高。有调查研究证实，经常吃鱼类，尤其是常吃海鱼，具有防治高脂血症及动脉粥样硬化、冠心病的作用。

就动脉粥样硬化和冠心病的发病情况来看，欧洲和美洲的居民发病率最高，亚洲的日本人最少见，而北极的爱斯基摩人几乎不患这种病，与欧美地区的居民相比较，后两个地区的居民食海鱼较多。欧美地区居民平均每日吃鱼 20 克，日本人每日吃海鱼 100 克，而爱斯基摩人每日吃海鱼 400 克。生活在北极一带的爱斯基摩人，祖辈以渔、猎为生，因他们常吃进大量的生海鱼，其血液中抗动脉粥样硬化的高密度脂蛋白含量以及二十碳五烯酸等的含量均显著升高，与此相一致的是他们的高脂血症、冠心病、高血压、糖尿病等的发病率也相对很低。我国冠心病普查也发现，舟山群岛渔民冠心病的患病率在我国也是最低的。由上可以看出，常吃鱼类尤其是海鱼对防治高脂血症、动脉粥样硬化、冠心病等是十分有益的，所以高脂血症及高脂血症合并冠心病的患者应常吃鱼类，特别是应适当多吃各种海鱼。

13 冠心病患者如何限盐？

咨询： 我今年54岁，患高血压已5年，前段时间又查出患有冠心病，目前正在服用药物治疗，昨天去医院检查，医生询问了我的饮食习惯后，要求我必须低盐饮食，因为我从小口味就比较重，我不知道应该如何限制，请问**冠心病患者如何限盐？**

解答： 冠心病患者尤其是伴有高血压的冠心病患者，限制食盐的摄入量，做到低盐饮食是十分必要的。食盐不仅是人类膳食中不可缺少的重要调料，也是维持人体正常生理功能不可缺少的物质之一。食盐摄入量过高是导致高血压的高危因素，高血压又是冠心病的危险因素之一，有相当比例的冠心病患者患有高血压，而高血压又有促进冠心病发生和发展的作用。因此，控制高血压并设法降低血压水平，对冠心病的防治具有重要意义。同时钠也可促进血液循环，增加心排血量，直接增加心脏负担，对心脏血流供应不足的冠心病患者是不利的。为此，对冠心病患者，尤其是患有高血压的冠心病患者，限制食盐可作为一种非药物治疗手段。

要限制食盐的摄入，首先要了解我们平时的摄盐量是否合适，那么我们平时的摄盐量是多还是少呢？让我们来做下比较：人体对钠盐的生理需要量为每日5~8克，世界卫生组织建议一般人群摄盐量在6克以下，而我国南方地区人均日摄盐量为

7~12克，北方更高达 15~18 克，可见我国属人均食盐较高的国家，钠盐的摄入量远远高于生理需要量。了解我国膳食中钠盐的摄入量远远高于生理需要量这一现况，就要采取切实可行的措施限制钠盐的摄入。由于我国膳食中 80% 以上的钠盐来自烹饪时加用的食盐、酱油等调料，所以限盐应首先从减少烹饪时的用盐量入手。要纠正做菜多放盐的坏习惯，家庭用盐可根据一定阶段食盐的消耗来推算和控制，烧菜时可将盐集中放在一个菜中，或将盐撒在菜面上，增强味觉刺激，宜增加酸、甜、辣等佐料，减少盐的用量，改变喜食腌制食品的习惯，含盐量多的加工食品也要少吃，当然使用市售的低钠盐也是少吃盐的一个好办法。总之，限制盐因涉及生活方式和饮食习惯的转变，有一定的难度，需要个人和社会，特别是家庭其他成员的支持，要求我们进一步提高自我保健意识，共同创造良好的生活环境。

14 冠心病患者怎样做到低脂饮食？

咨询： 我是冠心病患者，知道冠心病患者必须注意饮食调养，也清楚低脂饮食对冠心病患者来说很重要，但具体怎样做到低脂饮食，如何安排好自己的日常膳食，我并不太清楚，问了几个冠心病病友，也都讲不明白，麻烦您告诉我冠心病患者怎样做到低脂饮食？

解答： 吃含饱和脂肪与胆固醇较少的食物叫低脂饮食，可以简单理解为清淡的饮食。冠心病的发生与发展与高脂血症密不可分，注意饮食调节，做到低脂饮食，不仅可预防冠心病的发生，也是冠心病患者自我调养的有效方法。那么，冠心病患者怎样才能做到低脂饮食呢？

要做到低脂饮食，就要多吃含胆固醇低的食物，少吃含胆固醇高的食物。健康成人每天吃进去的胆固醇应少于300毫克，相当于1个鸡蛋的含量，而冠心病及其动脉粥样硬化症患者每天吃进去的胆固醇应低于200毫克。下面所列举的胆固醇含量不同的食物，可供日常生活中参考：①不含胆固醇的食物：如蔬菜、水果、五谷类、豆类、豆制品、粗粮以及硬壳果类，如杏仁、核桃等。②低胆固醇食物：通常将每100克食物中胆固醇含量低于100毫克的食物称为低胆固醇食物，如鲤鱼、鳗鱼、鲳鱼、猪瘦肉、牛瘦肉、羊瘦肉、鸭肉等。③中度胆固醇食物：通常将每100克食物中胆固醇含量为100~200毫克的食物为中度胆固醇食物，如草鱼、鲢鱼、黄鳝、鲫鱼、甲鱼、猪排、鸡肉、蟹肉等。④高胆固醇食物：通常将每100克食物中胆固醇含量高于200毫克的食物称为高胆固醇食物，如猪腰子、猪肝、牛肝、猪肚、猪脑、肥猪肉、骨髓、鱼子、蛋黄等。一个蛋黄含胆固醇约270毫克，125克猪脑约含胆固醇2530毫克，125克牛肝约含胆固醇387毫克。

保证低脂饮食还要做到吃入的饱和脂肪不过量。牛油、猪油、奶油等饱和脂肪酸含量较高，其饱和脂肪酸含量约为50%，要少吃这些油。植物油中，如橄榄油、菜籽油、玉米油、红花油、葵花籽油、大豆油等，饱和脂肪酸含量较低，不饱和脂肪含量较高，可适当多吃。但也有例外，如棕榈油和椰子油即含有大量饱和脂肪酸，其中椰子油中饱和脂肪酸的含量达90%。此外，亚麻籽、白胡桃、核桃、大豆、山野菜等不饱和脂肪酸含量较高，可适当多吃。

根据化学结构的不同，不饱和脂肪酸又可分为单不饱和脂肪酸和多不饱和脂肪酸，单不饱和脂肪酸具有降低胆固醇的作用，多不饱和脂肪酸具有降低三酰甘油和降低血压的作用。需要说明的是，饱和脂肪酸也不是"吃得越少越好"，不饱和脂肪酸也不是"吃得越多越好"，要注意适量。目前建议饱和脂肪酸、单不饱和脂肪酸、多不饱和脂肪酸的摄入比例应当为 1：1：1。

15 冠心病患者能否选用保健补品？

咨询： 我今年58岁，患冠心病已多年，在保持规律化生活起居的基础上，一直坚持服药治疗，心绞痛已经半年没有再发作了，前天无意中看到一则有关保健品的广告，说对冠心病有辅助治疗作用，可常吃多吃，我不太相信，请问冠心病患者能否选用保健补品？

解答： 保健补品用之得当确实可促进病体的康复，但病有当补与不当补之分，同时保健补品还有补阴补阳、补气补血等的不同，保健补品不可滥用、过服，有的患者以为保健补品有益无损，多多益善，但往往适得其反，要根据患者的具体情况有目的、有针对性地选用保健补品，切不可不加分析地乱用。当今人们生活水平提高了，加上一些商家广告的不恰当宣传，使人们迷信一些保健补品而长期滥用，这样不仅贻误治疗时机，还容易掩盖病情，日常生活中因滥用保健补品贻误病情、引发的失误时有发生。

冠心病患者能否选用保健补品？在众多的保健补品中，哪些适合冠心病患者食用，这是冠心病患者较为关心的问题。一般地说，多数保健补品具有补养气血，降低血脂，改善血液循环的作用，对冠心病是有利的，可以选用，比如人参就有调节血脂和改善心脏功能的作用，只有少数补品对冠心病患者不利，比如蛋黄、肥猪肉，只要不吃这些食物就行了。既有补益作用又能降血脂、改善心脏功能的补药有数十种，如黄芪、当归、灵芝、制何首乌、杜仲、桑寄生、枸杞子、黄精等。"补"的目的除立足于补充人体必需的营养成分外，还应包括调整人体脏器功能及物质代谢平衡，所以对冠心病患者来说，凡能降低血脂、改善心肌供血和心脏功能，对冠心病有预防治疗作用的药物和食物均有一定补益作用。山楂具有健胃消食、活血化瘀之功效，对冠心病有较好的预防治疗作用，称得上冠心病的"补药"；何首乌含有醌类物质，能促进肠胃蠕动，因而有通便作用，可以减少胆固醇在肠道中的吸收，从而使血胆固醇下降，其他如瓜蒌、决明子也有类似的作用，他们均起到补益的效果，对冠心病血脂增高合并有便秘的患者更为适宜，后两种药虽不属补药，但属于中药中"以通为补"之类。

冠心病患者多有湿浊瘀滞存在，一般而言是忌用具有滋补作用的保健补品的，以免滋腻碍胃，影响消化功能。对于体质虚弱的冠心病患者，如出现脾胃虚弱、气虚血瘀、肝肾阴虚以及脾肾阳虚等病理机制者，可按中医辨证论治的原则选用保健补品，不过要注意去伪存真，不能光听广告，一定要在医生的指导下选用保健补品。比如人参虽是名贵的补品，但并非每个人都可以用，气虚者可以适当选用，阳热炽盛者则忌用人参；

甲鱼具有滋补阴津的功效，适宜于肝肾阴虚之患者，阳虚患者不宜应用，从营养学角度来看甲鱼的蛋白质含量不及价格便宜的草鱼和鲫鱼，但它具有补脾养胃、消肿利水之功效，对痰浊中阻之体质肥胖的冠心病患者较适宜。

趋补厌攻是病家的一大通病，常常干扰病变的进程而导致误治。徐灵胎在《医学源流论·人参》中针对当时喜补厌攻的风气，一针见血地指出滥用人参的害处，一般人只知道人参的滋补之功，而不知人参有"杀身破家"之害。病者吃人参致死"可以无恨"，而医家视其为"邀功避罪之圣药"。殊不知"人参一用，凡病之有邪者即死，其不得死者，终身不得愈"。保健品只能说是对某些病证有保健作用，能够包治百病的保健品是没有的，辨证论治是中医的特色和优势，选用保健补品当以辨证为基础，我们要切记。

16 适宜于冠心病患者服食的汤羹有哪些？

咨询：我今年48岁，平时喜欢喝些汤或羹，由于近段时间总感到胸部闷痛不适，前天到医院就诊，经检查确诊为冠心病，听说有些汤羹味道鲜美，并且具有食疗作用，很适合冠心病患者食用，请您告诉我<u>适宜于冠心病患者服食的汤羹有哪些</u>？

解答：确实有些汤羹，味道鲜美，并且具有食疗作用，很适合冠心病患者食用，下面介绍一些，供您选用。

（1）蚕豆羹

原料：蚕豆 60 克，薏苡仁 30 克，红糖 20 克。

制作：将蚕豆、薏苡仁分别淘洗干净，晒干或烘干，研成细粉，与红糖拌和均匀，分成两包。

用法：每次 1 包，每日 2 次，用开水冲泡，调拌成羹糊食用。

功效：补益脾胃，清热利湿，祛脂化浊。

适应证：高血压，高脂血症，冠心病。

（2）清炖鸭汤

原料：青头鸭 1 只（重约 1500 克），苹果 50 克，赤小豆 250 克，葱白 30 克，食盐适量。

制作：将青头鸭宰杀，去毛杂及内脏洗净，然后把赤小豆、苹果装入鸭腹内，腹口缝好，放入锅中，加入清水适量，武火煮沸后，改用文火慢炖至鸭肉七成熟时，入食盐及葱白，继续炖至鸭肉熟烂即成。

用法：每日 1~2 次，随量食肉、吃豆并饮汤。

功效：理气开胃，健脾利湿，化浊降脂。

适应证：高脂血症，冠心病，对中医辨证属痰浊痹阻型者尤为适宜。

（3）黄豆海带汤

原料：黄豆 200 克，海带 30 克，芹菜 60 克，精盐、十三香、味精各适量。

制作：将黄豆淘洗干净，海带水发后切成细丝，芹菜洗净切成小条块。之后把黄豆、海带、芹菜一同放入锅中，加入清水适量，武火煮沸后，加入精盐、十三香，改用文火慢煮，至豆熟汤成，用味精调味。

用法：每日 1~2 次，吃黄豆、海带，并喝汤。

功效：健脾宽中，平肝清热，降低血脂。

适应证：高脂血症，冠心病，动脉硬化。

（4）岗松炖猪心

原料：鲜岗松根、茶树根、猕猴桃根各 60 克，猪心 1 个，食盐适量。

制作：将鲜岗松根、茶树根、猕猴桃根分别洗净，切碎后一同装入纱布袋中，扎紧口备用。猪心洗净，与纱布袋一同放入砂锅中，加入清水适量，武火煮沸后，改用文火炖之，待猪心熟透，捞出纱布袋，加食盐调味即可。

用法：每日 1~2 次，食猪心并饮汤。

功效：祛瘀，养心。

适应证：冠心病。

（5）香菇豆腐汤

原料：干香菇 25 克，豆腐 400 克，鲜竹笋丝 60 克，豆油、麻油、食盐、胡椒粉、葱花、湿淀粉各适量。

制作：将干香菇洗净，用温水泡发，去蒂后切成丝；豆腐洗净切成小块；炒锅上旺火，加入豆油烧热，放入鲜竹笋丝略炒盛出。锅中加入清水适量，煮沸后入香菇丝、鲜竹笋丝、豆腐块、葱花、胡椒粉及食盐，煮至香菇丝、鲜竹笋丝、豆腐块熟透汤成，用湿淀粉勾芡，起锅后淋上麻油即成。

用法：每日 1~2 次，食菜饮汤。

功效：补虚健脾，化油降脂。

适应证：高脂血症，冠心病，动脉硬化。

（6）红薯山药大枣羹

原料：红薯200克，山药150克，大枣10枚，山芋粉、红糖各适量。

制作：将红薯洗净，切成细粒状；山药洗净、去皮，切成薄片；大枣洗净。之后将红薯粒、山药片及大枣一同放入锅中，加入清水适量，煮至将成稠糊状时，捞出大枣核，调入山芋粉，加入红糖，边搅边调，继续用小火煨煮至成羹即成。

用法：每日2次，早晚分食之。

功效：益气健脾，宽肠通便，降低血脂。

适应证：高脂血症，冠心病，动脉硬化，对伴有便秘者尤为适宜。

（7）冬瓜芦笋紫菜汤

原料：冬瓜、芦笋各250克，紫菜50克，葱段、生姜末、食盐、味精、麻油各适量。

制作：先将冬瓜洗净切成小块，芦笋洗净切成丝，之后一同放入锅中，加入清水适量煮沸，再放入紫菜、葱段、生姜末、食盐、味精稍煮，加入麻油搅匀即成。

用法：每日1次，随量食菜饮汤。

功效：化湿泄浊，降低血脂。

适应证：高脂血症，冠心病。

17 适宜于冠心病患者服食的粥类有哪些?

咨询: 我今年 63 岁,半月前刚查出患有冠心病,正在服用洛伐他汀片、复方丹参滴丸、肠溶阿司匹林片治疗,听一病友说经常喝些食疗粥对冠心病具有较好的调养作用,正好我喜欢喝粥,麻烦您给我介绍一下适宜于冠心病患者服食的粥类有哪些?

解答: 喜欢喝粥是个好习惯,适宜于冠心病患者服食的粥类有很多,下面给您介绍一些,供参考选用。

(1)山楂粥

原料:山楂 45 克,粳米 100 克,红糖适量。

制作:先将山楂水煎取汁,之后把药汁与淘洗干净的粳米一同放入锅中,再加清水适量,文火煮粥,待粥将成时调入红糖,使之充分混合溶化即可。

用法:每日 2 次,分早晚餐温热服食。

功效:健脾益胃,活血化瘀,降脂降压。

适应证:高脂血症,冠心病,高血压。

(2)栗子桂圆粥

原料:栗子 10 个,桂圆 15 克,粳米 75 克。

制作:将栗子去壳洗净,切成碎块,与淘洗干净的粳米一同放入锅中,加入清水适量,武火煮沸后,改用文火慢煮,待粥将成时，放入桂圆，再稍煮即可。

用法：每日1次，早餐服食。

功效：补肝肾，强筋骨，降血脂，通血脉。

适应证：高脂血症，动脉粥样硬化，冠心病。

（3）山楂黄精粥

原料：山楂15克，黄精15~30克，粳米100克，白糖适量。

制作：先将山楂、黄精水煎去渣取汁，之后把药汁与淘洗干净的粳米一同倒入锅中，共同煮粥，待粥将成时，调入白糖搅匀，再稍煮即可。

用法：每日2次，分早晚餐温热服食。

功效：补脾胃，润心肺，祛瘀血，降血脂。

适应证：高脂血症，动脉粥样硬化，冠心病。

（4）薏仁莲子粥

原料：薏苡仁、莲子各50克，粳米100克。

制作：将薏苡仁、莲子、粳米分别淘洗干净，一同放入锅中，加入清水适量，武火煮沸后，改用文火煮至薏苡仁、莲子、粳米熟烂粥成即可。

用法：每日2次，分早晚餐温热服食。

功效：健脾利湿，化痰降脂。

适应证：高脂血症，冠心病。

（5）灵芝丹参粥

原料：灵芝30克，丹参5克，三七3克，粳米60克，红糖或冰糖适量。

制作：先将灵芝、丹参、三七水煎去渣取汁，之后把药汁与淘洗干净的粳米一同倒入锅中，共同文火煮粥，待粥将成时，调入红糖或冰糖搅匀，再稍煮即可。

用法：每日 1~2 次，分早晚餐温热服食。

功效：补益气血，活血通络。

适应证：高脂血症，冠心病，神经衰弱。

（6）丹参山楂粥

原料：丹参 15~30 克，山楂 30~40 克，粳米 100 克，红糖适量。

制作：先将丹参、山楂水煎去渣取汁，之后把药汁与淘洗干净的粳米一同倒入锅中，共同煮粥，待粥将成时加入红糖，再稍煮即可。

用法：每日 2 次，分早晚餐温热服食。

功效：健脾胃，消食积，散瘀血。

适应证：冠心病，心绞痛，高脂血症，高血压。

（7）川芎红花粥

原料：川芎、红花各 6 克，粳米 50~100 克，白糖适量。

制作：先将川芎、红花水煎去渣取汁，之后把药汁与淘洗干净的粳米一同倒入锅中，共同煮粥，待粥将成时加入白糖，再稍煮即可。

用法：每日 2 次，分早晚餐温热服食。

功效：行气活血，祛瘀止痛。

适应证：高脂血症，冠心病，心绞痛。

18 适宜于冠心病患者服食的菜肴有哪些?

咨询： 我今年 56 岁，患冠心病已多年，自从患病后每日的饮食都十分小心，生怕饮食不当会对疾病的治疗康复不利，前天看到报纸上有一位专家介绍可用食疗方调养冠心病，我想试一试，但不知道具体的配方，请您告诉我适宜于冠心病患者服食的菜肴有哪些?

解答： 适宜于冠心病患者服食的菜肴有很多，下面给您介绍几则常用者，供您选用，希望对调剂您的饮食和调养冠心病有所帮助。

（1）天麻鲤鱼

原料：天麻 25 克，川芎、茯苓各 10 克，鲜鲤鱼 1 条（重约 1000 克），葱丝、生姜末、白糖、食盐、味精、胡椒粉、香油、小豆粉各适量。

制作：先将鲜鲤鱼去鳞、鳃及内脏，洗净；川芎、茯苓切成大片，用第二次米泔水泡上；再将天麻放入泡过川芎、茯苓的米泔水中浸泡 4~6 小时，捞出，置米饭上蒸透，切片，放入鱼头和鱼腹内备用。将鱼置于盆内，加入葱丝、生姜末及适量清水，上笼蒸 30 分钟。另用清汤加白糖、食盐、味精、胡椒粉、香油各适量，烧开，小豆粉勾芡，浇在天麻鱼上即成。

用法：每日 1 次，佐餐食用或单食。

功效：平肝熄风，行气活血，降低血脂。

适应证：高脂血症，冠心病，高血压，动脉硬化。

（2）素炒大白菜

原料：大白菜 250 克，植物油 10 克，酱油 25 克，生姜丝少许，食盐适量。

制作：将白菜洗净，切成段状，备用。炒锅上旺火，放入植物油，烧热后放入生姜丝稍炒，随即把切好的白菜放入锅中，用旺火快炒至半熟，放入酱油、食盐，再稍炒片刻至熟即可。

用法：每日 1~2 次，佐餐食用。

功效：解热除烦，通利肠胃。

适应证：冠心病，高血压，肥胖症，习惯性便秘等。

（3）蘑菇炒冬瓜

原料：冬瓜 500 克，鲜蘑菇 100 克，香菜段、食盐、植物油、味精、十三香、麻油各适量。

制作：将冬瓜洗净去皮，切成块状；鲜蘑菇洗净，撕成丝；炒锅上旺火，加入植物油，烧热后入冬瓜块，煸炒片刻，再放入蘑菇及食盐、十三香，继续炒至冬瓜熟透，入味精、香菜段及麻油，使其充分调和，出锅即可。

用法：每日 1~2 次，佐餐随量食用。

功效：化痰泄浊，利水降脂。

适应证：高脂血症，冠心病。

（4）地龙桃花饼

原料：黄芪、小麦面各 100 克，当归 50 克，干地龙 30 克，红花、赤芍、桃仁各 20 克，川芎 10 克，玉米面 400 克，白糖适量。

制作：将干地龙用酒浸去腥味，烘干研粉；红花、赤芍、当归、黄芪、川芎共同水煎2次，去渣取汁备用。再把地龙粉、玉米面、小麦面、白糖倒入药汁中调匀，做圆饼20个；桃仁去皮尖打碎，略炒，匀放于饼上，将饼入笼蒸熟或烤箱烤熟即可。

用法：每次1~2个，每日2次，当主食食用。

功效：益气活血，化瘀通络，降低血脂。

适应证：高脂血症，冠心病。

（5）海带爆木耳

原料：水发黑木耳150克，水发海带70克，大蒜1瓣、植物油、葱花、酱油、精盐、白糖、味精、香油各适量。

制作：将黑木耳、海带洗净，切丝备用。大蒜切成薄片，与葱花一同倒入烧热的植物油锅中爆香，再倒入海带丝、木耳丝，急速翻炒，之后加入酱油、精盐、白糖、味精，淋上香油即可。

用法：每日1~2次，佐餐食用。

功效：活血化瘀，化浊降脂。

适应证：冠心病，高脂血症，动脉粥样硬化。

（6）香菇炒西兰花

原料：鲜嫩西兰花500克，香菇10克，植物油、食盐、味精、胡椒粉各适量。

制作：将西兰花洗净，切成块状；用沸水把香菇泡软，洗净，挤干水分。再把西兰花、香菇一同放入沸水中焯一下，捞出待用。炒锅上旺火，加入适量植物油，烧热后入西兰花、香菇及食盐、味精、胡椒粉，翻炒片刻，使其充分调和，出锅即可。

用法：每日1~2次，佐餐随量食用。

功效：化浊降脂。

适应证：高脂血症，冠心病。

（7）天麻猪脑炖白鸽

原料：天麻、川贝母、远志各10克，牛膝15克，石菖蒲、川芎各12克，猪脑1个，白鸽1只，芹菜200克，大葱、生姜、食盐各适量。

制作：将牛膝、石菖蒲、川芎、川贝母、远志用纱布袋装上扎口；白鸽宰杀去毛杂及内脏等，洗净切块；芹菜、大葱洗净切段；天麻、生姜洗净切片。之后把药袋、白鸽肉块、猪脑一同放入锅中，注入清水适量，加入葱段及天麻片、生姜片，先用武火煮沸后，改用文火慢炖，至白鸽肉快熟时，加入芹菜，继续炖至鸽肉熟烂，捞出药袋，用食盐调味即成。

用法：每日1次，肉、汤及天麻片、猪脑、芹菜俱食。

功效：祛风化痰，平肝养肝，宣窍通络，活血降脂。

适应证：高脂血症，冠心病，高血压。

19 适宜于冠心病患者饮用的药茶有哪些？

咨询：我今年54岁，平时喜欢饮茶品茶，自从前年查出患有冠心病后，听说冠心病患者应多喝水，不可缺少饮水，饮茶也明显增多了，我知道有些药茶适量饮用对冠心病的治疗康复很有好处，请您告诉我适宜于冠心病患者饮用的药茶有哪些？

解答：我国茶文化源远流长，历代医药学家都很重视茶叶的保健价值和对茶剂的研究，合理的用茶不仅能爽神益智，对多种疾病还有辅助治疗作用。有些药茶适量饮用确实对冠心病的治疗康复很有好处，下面介绍一些适宜于冠心病患者饮用的药茶，您可根据自己的情况选择饮用。

（1）羊乳饮

原料：羊乳 250 毫升，竹沥水 15 毫升，蜂蜜 20 毫升，韭菜汁 10 毫升。

制作：将羊乳煮沸后，加竹沥水、蜂蜜、韭菜汁，再煮沸即可。

用法：每日 1 剂，代茶饮。

功效：祛痰化瘀，降低血脂。

适应证：冠心病，高脂血症。

（2）银杏茶

原料：银杏嫩叶、红糖各适量。

制作：将银杏嫩叶洗净，晒干，研为细末，每 10 克装为 1 袋。用时取银杏茶 1 袋，放入茶壶中，调入红糖适量，用适量沸水冲泡，加盖焖 3~5 分钟即可。

用法：随意代茶饮用。

功效：化瘀通络，降低血脂。

适应证：冠心病，高脂血症，动脉硬化。

（3）山楂饮

原料：生山楂 100 克。

制作：将生山楂洗净打碎，水煎去渣取汁。

用法：每日 1 剂，代茶饮用。

功效：活血化瘀，祛浊降脂。

适应证：冠心病，高脂血症。

（4）乌龙降脂茶

原料：乌龙茶3克，槐角、冬瓜皮各18克，何首乌30克，山楂15克。

制作：将槐角、冬瓜皮、何首乌、山楂水煎去渣取汁，再以沸药汁冲泡保温杯中的乌龙茶，并加盖焖5~10分钟。

用法：每日1剂，代茶饮用。

功效：化瘀祛浊，降脂减肥。

适应证：高脂血症，冠心病，动脉硬化。

（5）丹参檀香饮

原料：丹参15克，檀香6克。

制作：将丹参、檀香一同放入砂锅中，加入清水适量，水煎去渣取汁。

用法：每日1剂，代茶饮用。

功效：活血化瘀，行气止痛。

适应证：冠心病。

（6）山楂荷叶茶

原料：山楂15克，荷叶12克。

制作：将山楂、荷叶一同放入砂锅中，加入清水适量，水煎去渣取汁。

用法：每日1剂，代茶饮用。

功效：活血化瘀，减肥降压，祛浊降脂。

适应证：高脂血症，冠心病。

（7）泽泻乌龙茶

原料：泽泻15克，乌龙茶3克。

制作：将泽泻淘洗干净，水煎去渣取汁，趁热把药汁倒入放有乌龙茶的保温杯中，加盖焖5~10分钟即可。

用法：每日1剂，代茶饮用。

功效：利湿减肥，降低血脂。

适应证：冠心病，肥胖症，高脂血症。

20 适当运动有助于冠心病患者康复吗？

咨询：我今年46岁，体型较胖，1周前查出患有冠心病，听说适当运动有助于冠心病患者的治疗康复，我准备积极参加运动锻炼，可昨天又有病友告诉我运动会加重冠心病患者的病情，听后我心中不免产生疑问，请您告诉我适当运动有助于冠心病患者康复吗？

解答：这里首先告诉您，适当运动确实有助于冠心病患者的治疗和康复。生命在于运动，一个健康的人，首先要有健康的体魄，并保持心理的平衡，而运动便是人类亘古不变的健康法宝。运动锻炼好比一帖良方，运动可在一定程度上代替药物，但所有的药物却不能代替运动，运动使生活充满活力和朝气，运动锻炼有助于疾病的康复。运动锻炼最大的特点就是患者积极主动地参与，它充分调动患者自身的主观能动性，发挥内在的积极因素，通过机体局部或全身的运动，以消除或缓解病理状态，恢复或促进正常功能。

运动的防病治病作用是人所共知的，但也有当运动与不当运动之分。有些人认为运动会使心脏的工作量加大，耗氧量增加，容易加重心肌缺血而诱发心绞痛、心肌梗死甚至猝死等，所以冠心病患者应尽量少运动，其实这种观点是不全面的。的确，不恰当的运动锻炼，缺乏必要的医学监护，会使部分冠心病患者的病情加重，甚至引发突发事件，比如急性心肌梗死患者就不宜运动而应卧床休息，心绞痛频发时也不宜运动锻炼，冠心病心力衰竭者应停止运动锻炼。如果能在医生的指导下，根据冠心病患者的病情需要选择适宜的运动项目进行运动锻炼，是有助于冠心病的治疗和康复的。

坚持适宜的运动锻炼可增强体质，治疗疾病，恢复机体的各种正常功能。运动对冠心病患者的影响是综合的，适当的运动锻炼可调节机体组织器官的功能，调整阴阳气血，疏通经络，增强体质，激发人体内在的潜力，使阴阳平衡。运动有利于体内脂肪的代谢，使脂肪、胆固醇分解增加，可降低血脂，使肥胖者体重减轻，有助于防治冠心病。同时，运动锻炼能增加纤维蛋白溶解素，降低血小板凝聚，促发侧支循环的建立，扩张冠状动脉，使冠状动脉的血流量增加，改善心肌供血，增加心肌收缩力，改善器官血液灌注。适当的运动锻炼还能调节大脑皮质功能，使血浆儿茶酚胺水平降低，前列腺素 E 水平增高，自主神经功能得到调节。另外，适当的运动锻炼能改变冠心病患者的精神面貌，解除神经、精神疲劳，消除焦虑、易怒、紧张等不良情绪，使之保持良好的情绪，这些对冠心病的治疗和康复都大有好处。

运动锻炼不仅是预防冠心病的有效方法，适当的运动锻炼也是冠心病患者自我调养的重要手段之一。运动锻炼简单易行，老少皆宜，不受场地、时间的限制，可随时应用，具有其他疗法达不到的功效，所以深受广大冠心病患者的欢迎。冠心病患者可在医生的指导下，根据具体情况选择适宜的运动锻炼项目进行练习，并养成锻炼习惯，以求得最佳运动锻炼效果。

21 冠心病患者适合做哪些运动？

咨询： 我平时就重视体育锻炼，坚持每天早晨散步，10天前单位体检查心电图时发现我心肌缺血，后来确诊为冠心病，我知道对冠心病患者来说药物治疗是主要的，适宜的运动锻炼也是不可缺少的，可运动锻炼的项目有很多，请问冠心病患者适合做哪些运动？

解答： 适宜的运动锻炼是冠心病患者自我调养的重要方法之一，运动锻炼的方法是多种多样的，您坚持的散步就是其中之一，对绝大多数冠心病患者来说是合适的。

尽管运动锻炼的内容有很多种，不过按照运动锻炼对人体不同系统功能的影响程度，运动锻炼的方式可归纳为动态运动和静态运动两大类型。动态运动又称紧张收缩运动、有氧运动，其特点是不同的肌群进行交替的收缩与舒张，肌肉的张力不变而长度变化。属于此类运动的有步行、慢跑、游泳、骑自行车、练习健美操、爬楼梯、登山等。动态运动包括 30 多种运动方式，其中以步行、骑自行车、游泳和跳舞最容易被接受。步行动作柔和，不易受伤，是老年人与身体超重者的首选运动锻炼项目。静态运动又称强直运动、抵抗运动、无氧运动，其特点是肌肉持续收缩，而肌肉的长度不变，张力增加。属于此类的运动有举重、拔河、投掷以及利用杠铃、哑铃、拉力器等器械进行负重抗阻练习等。

不同性别、不同年龄、不同体质、不同类型的冠心病患者，在选择运动类型时应有所差别。动态、静态两种运动由于特点不同，因而所引起的急性和慢性生理反应也有差异，对心脏的影响也不一样。动态运动时心排出量和心率增加，增加的程度与运动量的大小成正比关系，活动中易于引起心血管功能适应性变化，而且心脏容量的增加不明显。静态运动时周围阻力明显升高，收缩压和舒张压明显上升，而心率及心排出量的增加较少，心脏阻力负荷剧增，对有心脏病病史的人，易于诱发心绞痛、急性肺水肿、严重的恶性心律失常、急性心肌梗死甚至猝死等。因此，对老年人，尤其是患有高血压和冠心病的老年人，宜进行适量的动态运动，而不宜选择静态运动。

适宜于冠心病患者运动锻炼的种类和项目很多，有散步、慢跑、体操、太极拳、八段锦、易筋经，以及打门球、乒乓球、羽毛球等。冠心病患者可根据自己的年龄、体质、环境、喜好，在医生的指导下，了解所选运动项目的注意事项及禁忌证后，进行锻炼。需要说明的是，不论哪一种运动方式，都应以轻松愉快的心情去进行，并注意掌握运动的量、强度和时间。

22 冠心病患者在进行运动锻炼时应注意什么?

咨询: 我今年44岁,身体一向很好,半月前单位体检时查出患有冠心病,我知道运动锻炼的重要性,听说冠心病患者的运动锻炼并非是随意的、无限制的,有很多需要注意的地方,可我并不是太清楚,请您告诉我<u>冠心病患者在进行运动锻炼时应注意什么</u>?

解答: 的确像您说的那样,运动锻炼是治疗调养冠心病的重要方法之一,但冠心病患者的运动锻炼并非是随意的、无限制的,在运动锻炼中有很多需要注意的地方。为了保证运动锻炼的安全有效,避免不良事件发生,冠心病患者在进行运动锻炼时,应注意以下几点。

(1)恰当选法:运动锻炼的种类和项目很多,冠心病患者要根据自己的年龄、体质、环境以及病情等的不同,因人而异地选用适当的运动锻炼方法。要了解所选运动项目的注意事项及禁忌证,最好在医生的指导带教下进行锻炼。

(2)量力而行:运动量太小,则达不到预期的目的,运动量太大,容易引起诸多不适,诱发心绞痛、心肌梗死甚至猝死等,所以冠心病患者要根据自己的情况,选择适度的运动量,量力而行的进行锻炼。要掌握循序渐进原则,开始时运动强度不宜过大,持续时间不要过长,随着运动能力的增强逐渐增加运动量，以不疲劳、练后轻松舒适、稍微出汗为宜，禁止剧烈运动。

（3）注意体检：在运动锻炼前，要做好身体检查，了解健康状况，排除隐匿之痼疾，同时要注意自我医疗监护，防止意外事故发生，严防有禁忌证的患者进行运动锻炼，比如急性心肌梗死的初发阶段就应绝对卧床休息而不宜运动锻炼，否则容易引发突发事件。如果在运动中出现不适感，应立即停止运动，并可根据情况服用急救保健药盒中的药物，若有必要还应找医生诊治或打急救电话。

（4）持之以恒：运动锻炼贵在坚持，决不可半途而废，应该每天进行，长期坚持，并达到一定的强度，这样才能有良好的锻炼效果。希望短期内就有明显效果，或是三天打鱼两天晒网，都不会达到应有的效果。

（5）注意用药：对于病情相对较重、病情不稳定或心脏功能较差的患者，不宜进行剧烈活动，可进行轻微活动，但活动前最好适量服药，以防不测。如冠心病不稳定型心绞痛患者，活动前可以胸前贴一张硝酸甘油膜或口服异山梨酯5毫克，以预防活动时心绞痛发生，同时应随身备有急救保健药盒或速效救心丸、冠心苏合香丸等，以便发病时自救。对于病情较轻和病情稳定的冠心病患者，运动前不需要服用药物，但身边需备有急救保健盒或速效救心丸、冠心苏合香丸等，以防万一。

（6）配合他法：运动锻炼并非万能，它显效较慢，作用较弱，有一定的局限性，应注意与药物治疗、饮食调养等其他治疗调养方法配合应用，切不可本末倒置地一味强调运动锻炼而忽视了其他治疗方法。

23 冠心病患者如何正确掌握运动量？

咨询： 作为冠心病患者，我知道运动锻炼的重要性，我现在是每天坚持进行运动锻炼，要么散步、打太极拳，要么就练习祛病延年二十式等，可运动后不是太劳累、胸闷明显了，就是感到不解乏，总掌握不好运动量，请问冠心病患者如何正确掌握运动量？

解答： 您每天坚持运动锻炼的做法是对的。运动对健康有益，冠心病患者宜坚持适宜的运动锻炼，不过冠心病患者应选择力所能及、简单易行、体力负担不大、运动缓慢而有节奏、竞争不太激烈的运动，并结合自己的兴趣爱好，如选择散步、打太极拳等，同时还应正确掌握运动量。

冠心病患者的运动要坚持三个原则，即有恒、有序、有度，做到长期规律地，循序渐进地，按各人具体情况适度地运动，才能获得满意的效果。运动量太小起不到运动锻炼的作用，过度运动不但难以达到运动锻炼的目的，还可引发诸多不适，诱发心绞痛、心肌梗死甚至猝死等，所以正确掌握运动量十分重要。运动量要因人而异，运动量可根据运动时的心率以及运动后的反应进行调整。

最常用的方法是根据心率来确定运动量的大小是否合适。一般来说，健康的人，尤其是青年人，为了预防冠心病，在运动时可根据身体的状况选择一些较为剧烈的运动，心率达到最高限度 130 次 / 分钟时，可取得最佳效果。冠心病患者，尤其是中老年冠心病患者，运动量应该小一些，40~50 岁的患者，其运动量应能保障最高心率小于 120 次 / 分钟；50~60 岁的冠心病患者在运动时，应以心率不高于 110 次 / 分钟为宜；60 岁以上的冠心病患者，其运动时的心率应根据身体的素质和病情适当掌握，但宜低于 110 次 / 分钟。对于有心绞痛史的冠心病患者以及心肌梗死后恢复期的冠心病患者，尤其应注意运动强度和运动量的掌握，以防引发严重事件。

　　运动中，冠心病患者如何把握好最大运动量的界限，主要依据三个指标。一是运动的强度接近临界点、但不会引起心绞痛的程度。二是运动的强度只能达到极限活动量的 80%。三是根据运动时心电图的变化，确定引起缺血性 ST 段下降的心率，运动时以不超过此心率为准。当然，这些用来衡量冠心病患者运动量的标准并不是一成不变的，冠心病患者在实际运动中，还应结合自己的年龄、性别、体质、病情等因素灵活掌握，如果患者在运动时出现胸闷、胸痛、气短、喘息等症状，即说明运动量过大，应适当调整运动量至自己感觉舒适的程度。

　　在进行运动锻炼时，开始的运动量要小，锻炼的时间不宜过长，应循序渐进，根据病情和体力逐渐增加运动量。运动的时间一般要求每次持续 10~30 分钟，每周 3~5 次，并宜根据运动者的身体状况和所选择的运动种类以及气候条件等灵活而定。

24 冠心病患者如何散步？

咨询： 我今年47岁，半月前查出患有冠心病，目前正在服药治疗，我知道运动锻炼的重要性，也明白散步是一项简单有效、不受环境条件限制的运动锻炼方式，但不清楚散步的要领和冠心病患者散步时的注意事项，请您告诉我<u>冠心病患者如何散步</u>？

解答： 散步的好处是显而易见的，对冠心病患者十分有益，您可以根据自己的情况坚持进行散步锻炼。

俗话说："饭后三百步，不用上药铺""饭后百步走，能活九十九""每天遛个早，保健又防老"。唐代著名医家孙思邈也精辟地指出："食毕当行步，令人能饮食、灭百病。"可见散步是养生保健的重要手段。散步是一项简单而有效的锻炼方式，也是一种不受环境、条件限制，人人可行的保健运动。大量临床实践表明，散步也是防治冠心病的有效方法。

散步是冠心病患者康复运动中最初步的运动，也是其他运动的基础。散步是一种全身性运动，不仅能使四肢和腰部肌肉、骨骼得到活动和锻炼，而且也可以使心肌收缩增强，外周血管扩张，血管痉挛解除，血管平滑肌松弛，因而有增强心肌收缩力、降低血压、预防冠心病危险事件发生的效果。有资料表明，每天坚持20分钟以上步行的冠心病患者，其心电图心肌缺血性异常改变的发生率比少活动者要低1/3左右。每天坚持在户外进行轻松而有节奏的散步，不仅可促进四肢及内脏器官的血液循环，还能调节神经系统功能，促进新陈代谢，调畅人的情志，解除神经、精神疲劳，使人气血流畅，脏腑功能协调，这对减轻或消除冠心病患者胸闷气短、神疲乏力、心烦失眠等自觉症状也大有好处。

　　散步容易做到，但坚持下来却不容易，散步虽好也须掌握要领，散步应注意循序渐进、持之以恒。散步前应使身体自然放松，适当活动肢体，调匀呼吸，然后再从容展步。散步时背要直，肩要平，精神饱满，抬头挺胸，目视前方，步履轻松，犹如闲庭信步，随着步子的节奏，两臂自然而有规律地摆动，在不知不觉中起到舒筋活络、行气活血、安神宁心、祛病强身的效果。冠心病患者应根据个人的体力情况确定散步速度的快慢和时间的长短，散步宜缓不宜急，宜顺其自然，而不宜强求，以身体发热、微出汗为宜。散步的方法有普通散步法、快速散步法以及反臂背向散步法等多种，冠心病患者一般可采用普通散步法，即以每分钟60~90步的速度，每次散步15~40分钟，每日散步1~2次。在每次的散步中，还应根据体力等情况中间休息1~2次，每次3~5分钟，同时最好在散步前及散步结束后的即刻、3分钟、5分钟各测脉搏1次，并记录下来，以供制定合理的运动计划时参考。

　　散步何时何地均可进行，但饭后散步最好在进餐30分钟以后。散步的场地以空气清新的平地为宜，可选择公园之中、林荫道上或乡间小路等，不要到车多、人多或阴冷、偏僻之地去散步。散步时身边需备有急救保健盒或速效救心丸、冠心苏合香丸等，以防万一，衣服要宽松舒适，鞋要轻便，以软底鞋为好，不宜穿高跟鞋、皮鞋。

25 冠心病患者如何慢跑？

咨询： 我今年46岁，这些年来一直坚持早晨跑步，自认为身体还不错，今年单位健康体检查心电图时发现我心肌缺血，经进一步检查确诊为隐匿型冠心病，听说冠心病患者适合慢跑，并且跑步时有其特殊要求，麻烦您告诉我冠心病患者如何慢跑？

解答： 慢跑又称健身跑，是一种轻松愉快的运动，也是近年来流行于世界的运动锻炼项目，它简便易行，无须特殊场地和器材，老幼皆宜，是人们最常用的防病健身手段之一。

慢跑确实能调治冠心病。慢跑除了头面部肌肉群活动较小外，全身所有组织器官都在活动，慢跑时呼吸加快、加深，能使心脏和血管得到良性刺激，加强肺活量，增加气体交换，有效地增强心肺功能，增强机体抗病能力。慢跑时的组织器官是在生理条件下进行锻炼，这更有利于组织器官的代偿、修复和健壮，坚持慢跑可以达到改善全身血液循环、改善脂质代谢、调节大脑皮质功能的目的，同时慢跑还能使人精神愉快，促进胃肠蠕动，增强消化功能，这对冠心病的治疗和康复都是有利的。

冠心病患者慢跑前要进行身体检查，必须经医生决定是否可以慢跑，严防有慢跑禁忌证者进行慢跑，老年冠心病患者、体力较差者以及病情较重、病情不稳定的冠心病患者等，均不宜采用慢跑进行锻炼，以免发生意外。慢跑时应稍减一些衣服，做 3~5 分钟的准备活动，如活动脚、踝关节及膝关节，伸展一下肢体或做片刻徒手体操，之后由步行逐渐过渡到慢跑。慢跑时的正确姿势是全身肌肉放松，两手微微握拳，上身略向前倾，上臂和前臂弯曲成 90 度左右，两臂自然前后摆动，两脚落地要轻，呼吸深长而均匀，与步伐有节奏的配合，一般应前脚掌先落地，并用前脚掌向后蹬地，以产生向上向前的反作用，有节奏地向前奔跑。

采用慢跑运动进行锻炼时，要有一个逐渐适应的过程。慢跑通常应先从慢速开始，等身体各组织器官协调适应后，可以放开步伐，用均匀的速度行进。慢跑时应以不气喘，不吃力，两人同跑时可轻松对话为宜。慢跑的距离起初可短一些，要循序渐进，可根据自己的具体情况灵活掌握慢跑的速度和时间，运动量以心率每分钟不超过 110 次，全身感觉微热而不感到疲劳为度。慢跑的速度一般以每分钟 100 米 ~120 米为宜，时间可控制在 10~30 分钟。在慢跑行将结束时，要注意逐渐减慢速度，使生理活动慢慢缓和下来，不可突然停止。

慢跑应选择在空气新鲜、道路平坦的场所，不宜在车辆及行人较多的地方跑步，不要在饭后立即跑步，也不宜在跑步后立即进食，并应注意穿大小合适、厚度与弹性适当的运动鞋。慢跑后可做一些整理活动，及时用干毛巾擦汗，穿好衣服。冠心病患者慢跑时身边需备有急救保健盒或速效救心丸、冠心苏合香丸等，慢跑中若出现呼吸困难、心悸胸痛、腹痛等症状，应立即减速或停止跑步，必要时可自服药物、打急救电话或到医院检查诊治。

26 冠心病患者如何做健心操？

咨询： 我今年 46 岁，前天刚确诊患有冠心病，听说健心操有促进全身血液循环，改善冠状动脉血液供应，缓解心肌缺血缺氧，解除胸闷不适等症状的作用，是冠心病患者较为适宜的运动锻炼方法，我想试一试，请您告诉我冠心病患者如何做健心操？

解答： 健心操确实具有促进全身血液循环，改善冠状动脉血液供应，缓解心肌缺血缺氧，解除胸闷不适等症状，提高心肺功能，预防心绞痛发作等作用，它适宜于冠心病、心律不齐、高血压、高脂血症等患者自我调养及中老年人自我保健之用，现将其具体练习方法给您介绍如下。必须强调的是，冠心病患者在练习健心操前一定要先咨询一下医生，看病情是否适合运动锻炼，以防适得其反。

（1）原地踏步：原地踏 32 步。

（2）腹式呼吸：自然站立，两脚分开与肩同宽，两臂自然下垂，两脚趾如钩紧抓地面，如落地生根，排除杂念，精神集中，想着脐部，然后做自然腹式呼吸，即吸气时腹部鼓出，肛门肌收缩，呼气时收腹，肛门放松，连做 4 个回合。呼吸力求自然、轻柔、缓慢，用鼻吸鼻呼或鼻吸口呼。

（3）平举运动：自然站立，两脚分开与肩同宽，两臂侧平举，掌心略向前上方，想着脐部。呼气时，一臂在体侧慢慢下降，另一臂慢慢相应抬高，两臂始终保持一字形，身体保持正直，还原时自然吸气。再换方向做1次。共做4个回合。

（4）心脏按摩：两手掌心擦热，左臂略离开身体约与躯干成45度角，中指微用力；右手掌心置左胸心前区，四指并拢，拇指分开，以鱼际部着力，呈顺时针方向柔腹做环形按摩，连续按摩32次。

（5）整体运动：两脚分开与肩同宽，两臂前平举，掌心向下，吸气时两手紧握拳，中指尖叩紧掌心，拇指外包；呼气时手掌放开，如此进行8次。再两臂侧举，握拳吸气放拳呼气8次。之后两臂上举，握拳吸气放拳呼气8次。再以两臂下垂握拳吸气放拳呼气8次。

（6）扩胸运动：两脚分开与肩同宽，双臂肘关节自然向前屈曲，手部在胸部交叉，左手在上，右手在下，掌心向下，吸气时两肘关节缓慢向两侧后振扩胸，呼气时两臂再缓慢回到胸前的位置。进行4个回合。

（7）拍肩运动：两脚分开，腰膝微曲，右手掌拍左肩，左手背拍右腰，再以左手掌拍右肩，右手背拍左腰。进行8个回合。

（8）伸臂运动：两肘抬起并弯曲，两手握拳（拇指外包）至胸前，吸气时，两臂向前上方呈抛物线伸出，两手放开放松，呼气时收回。如此反复8次。

上述动作通常每日做2次，分早晚进行。做心脏按摩时切勿做逆时针方向按摩，做整体运动时握放拳速度以每分钟30次为宜，心动过速者适当放慢，心运过缓者适当加快，拍肩运动时以腰带动两臂拍打，头部也随之转动。

27 冠心病患者如何练习防止老化体操？

咨询：我今年47岁，近段时间总感觉胸闷不适，前天到医院就诊，经检查心电图等，确诊为冠心病，医生交代我要坚持服药，控制饮食，加强运动锻炼，听说练习防止老化体操对冠心病有较好的调养作用，我想试一试，请问冠心病患者如何练习防止老化体操？

解答：防止老化体操的要点有三：其一是深呼吸；其二是肌肉和关节的屈伸、转动及叩打肌肉的动作；其三是以正确的姿势进行。每日早晨起床后、晚上睡觉前及工作间歇时，坚持练习防止老化体操，不仅能健体强身、延年益寿，对高血压、肺气肿、失眠、便秘、冠心病、神经衰弱、慢性支气管炎等多种慢性病也有较好的辅助治疗调养作用，下面给您介绍具体的练习方法，您可以在当地医生的指导下进行练习。

（1）深呼吸：双脚跟靠拢自然站立，双手由体前向上举，同时深吸气。然后双手由体侧放下，同时呼气。如此练习2次，呼气、吸气缓慢进行。

（2）伸展：双手10指交叉向头上高举，掌心向上，双臂伸直，头颈尽量后仰，眼看天空，背部尽量伸展。

（3）高抬腿踏步：左右大腿交替高抬踏步，双臂前后大挥摆。

（4）手腕转动：双手半握拳向内、外转动 4 次，重复练习 2 遍。

（5）手腕摇动：手腕放松，上下摇动，如此练习，时间约 1 分钟。

（6）扩胸：双脚稍开立，双臂由前向上举至与肩平，向两侧屈，同时用力扩胸，然后放松，使身体恢复至原站立时的姿势，重复练习 4 次。

（7）体转：手臂向外伸展，身体向侧转，左右两臂交替，反复进行 4~6 次。

（8）体侧：双脚分开，比肩稍宽，左手叉腰，右手由体侧向上摆动，身体向左侧屈 2 次，左右交替，反复进行 4~6 次。

（9）叩腰：双脚并拢，身体稍前倾，双手轻轻叩打腰部肌肉。

（10）体前后屈伸：双脚开立，体前屈，手心触地面，还原到开始时的姿势，再将双手置于腰处，身体向后屈，头向后仰。

（11）体绕环：双脚开立，从身体前屈的姿势开始，大幅度向左、后、右做绕环动作，接着向相反方向绕环，重复练习 2 次。

（12）臂挥摆、腿屈伸运动：双臂向前、向上摆，同时起踵（脚后跟），再向下、向后摆，同时屈膝，重复练习 4 次。

（13）膝屈伸：双手置于膝部，屈膝下蹲，然后再还原到开始时的姿势，重复练习 4 次。

（14）转肩：双肘微屈，双肩同时由前向后、由后向前各绕 4 次，重复练习 2 遍。

（15）上、下耸肩：双臂自然下垂，用力向上耸肩，再放松下垂，如此重复练习数遍。

（16）转头部：双脚开立，叉腰，头部从左向右，再从右向左各绕数次。

（17）叩肩、叩颈：右（左）手半握拳，叩左（右）肩8次，重复2遍。然后手张开，用手掌外侧以同样的方法叩颈部。

（18）上体屈伸：双膝跪地，上体向后屈，同时吸气，然后身体向前屈，将背后缩成圆形，同时呼气，臀坐在脚上。

（19）脚屈伸：坐在地上，双腿伸直，双臂于体后支撑，两腿交替进行屈伸活动。

（20）俯卧放松：取俯卧位，身体放松，如此休息几分钟。

（21）腹式呼吸：取仰卧位，使横膈膜与腹肌同时运动，进行深吸气，然后用手按压腹部进行呼气。

28 冠心病患者如何做冠心病防治操？

咨询：我今年40岁，前天确诊患有冠心病，医生让我在坚持服药、戒除饮酒、保持心情舒畅、保持规律化生活起居的基础上，练习一段时间冠心病防治操，说对提高身体素质、促进疾病康复很有好处，但我不知道如何练习，请问冠心病患者如何做冠心病防治操？

解答：冠心病防治操有多种，其内容大同小异，下面选择刘兵主编、湖北科学技术出版社出版的《冠心病的中医调补》一书中所介绍的冠心病防治操，将其具体练习方法给您予以介绍，您可以根据病情在医生的指导下进行练习。

（1）预备式：身体保持正直，两脚分开与肩同宽，两臂自然下垂。

（2）两臂伸直经体前缓缓上举至肩平，掌心向下，同时吸气。然后还原成预备式，同时呼气。重复做8次。

（3）两臂屈肘于体侧，掌心向上，右手向前伸出，掌心转向下，再向外做平面划圈，同时右腿成弓步，然后掌心逐渐转向上，回到预备式。如此左右交替进行10次。

（4）两臂由体侧举至头上，然后两手缓慢放于头顶百合穴，同时吸气；两手再由百合穴沿头经面部于身体前侧缓缓落下。反复进行10次，还原成预备式。

（5）左腿前跨成弓步，右腿在后伸直，身体前倾，两臂向前伸直，然后身体后倾，左腿伸直，右腿成后弓步，两臂向后拉，两肘屈曲，似摇橹，如上反复做8次。之后以右腿前跨成弓步，左腿在后伸直，再做摇橹动作，反复做8次，还原成预备式。

（6）上体向左侧屈，右臂上提，同时吸气，还原时呼气。再上体向右侧屈，左臂上提，同时吸气，还原时呼气。交替进行8次。

（7）两臂平举展开，左腿屈曲提起，然后两臂与左腿同时放松下落成预备式。再两臂平举展开，右腿屈曲提起，然后同时落下。交替做8次，还原成预备式。

（8）右脚向前跨出一步，身体重心随之前移，左脚尖踮起，同时两臂上举，掌心相对，展体吸气，然后还原呼气。再左脚向前跨出一步，身体重心随之前移，右脚尖踮起，同时两臂上举，掌心相对，展体吸气，然后还原呼气。交替进行8次，还原成预备式。

（9）左右腿交替屈曲上抬，做原地高抬腿踏步。进行2分钟后停止。

29 冠心病患者游泳锻炼应注意什么？

咨询：我今年46岁，夏天喜欢游泳，可最近确诊我患有冠心病，我知道患这种病后有许多禁忌，包括有些运动不宜参加了，听说冠心病患者还是可以游泳的，但冠心病患者游泳有禁忌证和注意事项，我想了解一下，请您告诉我冠心病患者游泳锻炼应注意什么？

解答：游泳是一项很好的全身性有氧运动，它的特点是四肢克服水的阻力做主动运动，借水的浮力作用增强四肢肌力，改善关节功能。游泳时，人在水中，胸部可受到较高的水压，通过深呼吸完成呼吸动作，使呼吸肌得到锻炼，同时也增加了心血管系统的负荷和对氧的吸收率，从而增强了心肺功能。游泳的水温多在30℃以下，属于冷水浴场，冷水对人体的物理、化学刺激作用，可使血管发生收缩舒张变化，引起心率和心脏收缩力度改变，从而增强了心脏功能。此外，坚持游泳还能提高四肢肌力，改善关节活动度，促进血液循环，加强机体新陈代谢，改变人的精神面貌。游泳对冠心病有较好的预防和调养作用，冠心病患者如能坚持适当的游泳锻炼，将会受益匪浅。

为了游泳锻炼的安全有效，冠心病患者游泳前要进行身体检查，必须经医生决定是否可以进行游泳锻炼，严防有游泳禁忌证者进行游泳锻炼。在进行游泳锻炼时，一定要明白其注意事项，并宜配备急救保健盒或速效救心丸、冠心苏合香丸等。对于病情不稳定的冠心病患者，如近期心绞痛发作频繁、症状加重者，近期发生过心肌梗死者，以及近来心功能恶化者、有严重心律失常者，身体虚弱者等，均不宜进行游泳锻炼，以免发生意外。过饥、过饱时不宜游泳，游泳锻炼以饭后 1~2 小时进行为好。进行游泳锻炼时要结伴而行或有专人陪护，不能单独 1 人进行，不会游泳者只宜在浅水区，不要到深水区去，以避免发生意外事故。游泳的水温不能太低，游泳的速度、距离、时间要量力而行，游泳前要先散散步，做 5 分钟以上的准备活动，然后用水浇脸部和胸部，以使周身肌肤和神经适应。初次进行游泳的时间不宜太长，应循序渐进，可由每次 5~10 分钟开始，以后根据情况适当延长。在游泳的同时还应注意进行适当的运动、按摩或做体操等，以增强效果。游泳后应稍事休息，及时穿好衣服，注意预防感冒。

30 冠心病患者练习太极拳应注意些什么？

咨询： 我是冠心病患者，我知道太极拳是我国传统的体育运动项目，也清楚太极拳是一种动静结合、刚柔相济的防病治病方法，我想跟着电视学习太极拳，准备坚持练习太极拳调养身体，但是不清楚其注意点，请您告诉我冠心病患者练习太极拳应注意些什么？

解答： 太极拳确实是我国传统的体育运动项目，它"以意领气，以气运身"，用意念指挥身体的活动，是健身运动中运用最广泛的一种方法，也是"幼年练到白头翁"的养生锻炼手段。

太极拳强调放松全身肌肉，心静、用意、身正、收敛、匀速，将意、气、形结合成一体，使人体的精神、气血、脏腑、筋骨均得到濡养和锻炼，能疏通经络、调节气血运行，具有祛病强身的功能，对高脂血症、肥胖症、高血压、神经衰弱、冠心病、慢性气管炎、颈肩腰腿痛、失眠、便秘等多种疾病有一定的辅助治疗作用，是一种动静结合、刚柔相济的防病治病方法，也是冠心病患者自我运动锻炼的常用方法之一，冠心病患者宜在医生的指导下明白注意事项后进行练习。

太极拳广为流传，而且流派众多，各有特点，架式也有新、老之分。目前最为流行的是陈、杨、吴、武、孙五大流派。陈式以气势腾挪、刚柔相济、发劲有力见长；杨式以舒展大方、匀缓柔和、连绵不绝为特点；吴式的特点是柔软匀和、中架紧凑；武式以内走五脏、气行于里为主；孙式则注重开合有数、精神贯注。另外，国家体委还以杨式太极拳为基础，编成"简化太极拳"（俗称"太极二十四式"），供人们练习使用。

您想跟着电视学习太极拳是可以的，其中具体的练习方法和步骤介绍得很清楚，现仅就练习太极拳应注意的 10 项原则说明如下。

（1）站立中正：站立中正，姿势自然，重心放低，以利于肌肉放松，动作稳重而灵活，呼吸自然，可使血液循环通畅。

（2）神舒心定：要始终保持精神安宁，心情平静，排除杂念，使头脑静下来，全神贯注，肌肉要放松。

（3）用意忌力：用意念引导动作，"意到身随"，动作不僵不拘。

（4）气沉丹田：脊背要伸展，胸略内涵而不挺直，做到含胸拔背，吸气时横膈要下降，使气沉于丹田。

（5）运行和缓：动作和缓，但不消极随便，这样能使呼吸深长，心跳缓慢而有力。

（6）举动轻灵："迈步如猫行，运动如抽丝"，轻灵的动作要在心神安定、用意不用力时才能做到。

（7）内外相合：外动于形，内动于气，神为主帅，身为躯使，内外相合，则能达到意到、形到、气到的效果，意识活动与躯体动作要紧密结合，在"神舒心定"的基础上，尽量使意识、躯体动作与呼吸相融合。

（8）上下相随：太极拳要求根在于脚，发于腿，主宰于腰，形于手指。只有手、足、腰协调一致，浑然一体，方可上下相随，流畅自然。要全神贯注，动作协调，以腰为轴心，做到身法不乱，进退适宜，正所谓"一动无有不动，一静无有不静"。

（9）连绵不断：动作要连贯，没有停顿割裂，要自始至终，一气呵成，使机体的各种生理变化得以步步深入。

（10）呼吸自然：太极拳要求意、气、形的统一、谐调，呼吸是十分重要的，呼吸深长则动作轻柔。一般来说，初学时要保持自然呼吸，以后逐步有意识而又不勉强地使呼吸与动作协调配合，达到深、长、匀、静的要求。

31 冠心病患者如何注意心理保健？

咨询： 我半月前确诊患有冠心病，听说冠心病是一种难以根除的慢性病，并且容易引发心绞痛、心肌梗死等，不仅自己痛苦，还给儿女们添麻烦，我思想负担很重，可以说是天天闷闷不乐，我想摆脱焦虑、烦恼、沮丧的情绪，请问冠心病患者如何注意心理保健？

解答： 注意心理保健，摆脱焦虑、烦恼、沮丧的情绪，对冠心病患者来说十分重要。心理保健实际上是调整心态，改善情绪，减轻精神负担，增强战胜疾病信心的过程。作为患者，应该主动地配合医生的治疗措施，调整心态，调节情绪，从而把心理因素对疾病的影响控制在最低点。冠心病患者的心理保健，应注意从以下几个方面入手。

（1）正确对待疾病：临床中经常发现，许多冠心病的"老病号"，往往对其所患的冠心病并不十分关心，他们对病情的波动已不那么计较了，觉得这么多年下来，还是老一套，老毛病好不了，却也不见得会一下子坏到哪里去。因而显得有些漫不经心，思想上存在麻痹意识，由于患病多年，对冠心病诸如心悸、胸闷等一些不适症状也慢慢适应了，这些患者往往不重视科学的治疗和调养，认为没有什么不舒服，用不着费劲吃药调理，对有关的冠心病知识更是知之甚少，有的人甚至不听医生的劝告，随意停药，或到药店随便买一两盒药应付治疗，殊不知这样做会使病情加重，极易引发心绞痛、急性心肌梗死甚至猝死等。克服麻痹思想，正确对待疾病，是冠心病患者心理保健的重要一环，冠心病患者务必牢记。

（2）解除心理负担：与思想上存在麻痹意识者相反，有些冠心病患者发现自己患病后，思想负担很重，情绪极不稳定，终日忧心忡忡，结果使病情加重。有的患者出现消极沮丧、失去信心的不良心理，觉得自己给家庭和社会带来负担，成了"包袱"，不愿按时服药，不肯在食疗、体疗等方面进行配合，等待"最后的归宿"；也有的患者一时病情控制的不理想，对治疗失去信心，变得焦躁不安，怨天尤人。其实这种心理负担也是完全不必要的。尽管冠心病直到目前尚缺乏彻底治愈的方法，需要长期作战，但若能树立战胜疾病的信心，解除心理负担，改变不良的生活方式，化解心理矛盾，与医生密切配合，坚持治疗调养，是完全能够控制病情，正常生活的。

（3）保持平和心境：对冠心病患者来说，除了药物治疗、各种保健手段之外，保持乐观、平和的心境是十分重要的。人们常说"人生在世，时时有不如意之事"，关键是要看你是否能"想得开"，及时调节自己的心境。如能处惊不乱，坦然面对一切挫折，那是上等的境界。有时不良的情绪一时无法排遣，就干脆不去想那些烦心的事，等到事过境迁，自然而然地淡忘。所以，当遇到不满意的人和事，不要由着性子大发脾气，摔碗砸锅，要注意先"冷处理"，避免正面冲突，同时切忌生闷气，还应培养多种兴趣，多参加一些公益活动，做到笑口常开，乐观松弛。

（4）消除忧虑猜疑：有的冠心病患者一旦确诊为冠心病之后，便把注意力集中在疾病上，稍有不适便神经过敏，猜疑是否病情加重了，终日忧心忡忡；有的患者看了一些有关冠心病的科普读物，或报纸杂志上的科普文章，便把自己的个别症状及身体不适进行"对号入座"，怀疑自己病情加重，或百病丛生，对医生的解释总是听不进去，有时总是希望医生说自己病情严重，有点胸闷胸痛便怀疑是否有急性心肌梗死甚至猝死的危险。疑虑越多，自觉症状越重，这样形成恶性循环，患者自然是终日心烦意乱，无所适从。有的患者因为猜疑过多，对治疗失去信心，往往借酒消愁，借烟解闷，使原本不太重的病情日趋加重。所以，建议冠心病患者应注意消除忧虑、猜疑的心理，采取多种自我调养方法，培养多种爱好和兴趣，把对疾病的注意力进行转移。

32 哪些方法可以缓解冠心病患者的心理压力？

咨询： 我今年52岁，患冠心病已5年，一直坚持服药治疗，最近单位工作特别忙，思想压力也很大，我担心这样一来会加重我的病情，所以今天特意向您咨询一下，请您告诉我哪些方法可以缓解冠心病患者的心理压力？

解答： 您的想法很好，是正确的，精神紧张、心理压力大确实会加重冠心病患者的病情，容易诱发心绞痛、心肌梗死等，您一定要做到劳逸结合，注意保持良好的情绪，尽量减轻心理压力。下面给您介绍几种方法，供您参考，希望对缓解您的心理压力能有所帮助。

（1）经常听一些优美动听、悠扬舒缓、轻松愉快、旋律清逸的歌曲音乐。

（2）经常到花圃里散步，欣赏花卉，鼻闻药香，置身于绿色和花香之间。

（3）阅读一些内容健康、话题轻松的报纸，与人交谈一些有趣味的事情。

（4）做错了事要勇于承认，不要提心吊胆地生活，要想到谁都会犯错误。

（5）要与人为善，千万不要怀恨在心，凡事要向好处想，不要斤斤计较。

（6）要学会躲避一些不必要的、纷繁的活动，从杂乱和疲劳中摆脱出来。

（7）不要怕承认自己的能力有限，要学会在适当的时候对某些人说"不"。

（8）向自己依赖的人道出内心的委屈，尽可能释放一下自己不满的情绪。

（9）夜深人静时让自己的心彻底静下来，悄悄地讲一些只给自己听的话。

（10）避免过度紧张，放慢生活节奏，把无所事事的时间安排在日程表中。

（11）超然面对人生，想得开没有精神负担，放得下没有心理压力。淡泊不怀，知足常乐。

（12）在非原则问题上不去计较，沉着冷静地处理各种复杂问题，给久未联系的亲朋好友写封信，上网聊聊天等。

33 怎样用赏花疗法调养冠心病？

咨询： 我今年64岁，患冠心病已多年，在保持规律化生活起居的基础上，一直坚持服药治疗，病情控制的还算不错，昨天从电视上看到一个养生节目，说赏花疗法能调养冠心病，我想试一试，但具体的方法并不清楚，麻烦您介绍一下怎样用赏花疗法调养冠心病？

解答： 自古以来，花卉以其色彩、馨香、风采及其性格，给人们带来了愉快、活力、希望，有益于身心健康，赢得了人们的喜欢。在《老老恒言》一书中就有"院中植花数十盆，不求各种异卉，四时不绝更佳……玩其生意，伺其开落，悦目赏心，无过于是"的记载。鲜花草木，以其色、香、味构成不同的"气"，对人的心身有治疗效果。赏花疗法就是通过欣赏花卉、鼻闻花香等，以达到治病养生目的的一种独特防病治病方法。

风清气爽的原野，花的馨香在风的吹动下，拂面而来，置身其间，头脑顿感清醒，精神为之一振，记忆、理解能力都会增强。那迷人的绿色和花香，千姿百态、五彩缤纷的花卉颜色，可以调节人的情绪，解除紧张、疲劳、郁闷，给人带来心情的喜悦和情绪的升华，有利于自主神经功能的改善，是保持良好情绪的好办法。不同种类的花卉、植物可发出不同的香气，花卉的芳香令人头脑清醒，心情舒畅，情绪放松。花卉中含有能净化空气又能杀菌的芳香油，挥发性的芳香分子与人们的嗅觉细胞接触后，会产生不同的化学反应，使人产生"沁人心脾"之感，花卉能唤起人们美好的记忆和联想，有助于调和血脉，消除神经系统的紧张和身心疲劳，调整脏腑功能。据测试，经常置身于幽美、芬芳、静谧的花木丛中，可使人的皮肤温度降低 1℃~2℃，脉搏平均每分钟减慢 4~8 次，呼吸慢而均匀，心脏负担减轻，血压也有不同程度的下降，人的嗅觉、听觉和思维活动的敏感性也增强。

赏花疗法是冠心病患者自我调养的重要方法，冠心病患者坚持每天去花圃赏花，有助于自我心理调节，可以在不知不觉中克服急躁情绪，消除心理紊乱，保持良好的情绪，消除心烦急躁，促进睡眠，缓解胸闷心悸、神疲乏力等自觉症状。赏花疗法方法简单，可边欣赏青绿色植物和花卉，边散步走动，也可静坐或躺卧在花木丛中，尽情地欣赏五彩缤纷的各种花卉。一般每次 15~30 分钟，每日 1~2 次为宜。值得注意的是，并不是所有的冠心病患者都适宜赏花疗法，凡对花粉过敏者、伴有皮肤病等不宜接触花草者，均不宜采用赏花疗法。需要说明的是，赏花疗法的作用较弱，只能作为一种辅助调养手段，应在药物治疗、饮食调养等其他治疗的基础上配合应用，切不可不结合实际地过度抬高赏花疗法的作用。

34 冠心病患者日常生活中应注意什么？

咨询： 我刚查出患有冠心病，正在服用复方丹参滴丸、洛伐他汀等治疗，我知道疾病是三分治疗，七分调养，冠心病患者除了进行必要的药物治疗外，在日常生活中还应重视自我调养，但是不知道应该如何调养，麻烦您告诉我冠心病患者日常生活中应注意什么？

解答： 人们常说疾病三分治疗，七分调养，冠心病更是如此。冠心病的自我调养，应注意从日常生活起居调摄做起。冠心病患者在日常生活中应注意以下几点。

（1）生活一定有规律：任何事物都有其自然规律，人体也有精密的生物钟，睡眠与苏醒，血糖、激素的分泌，食物的消化吸收过程，以及体温、血压、脉搏等的变化，都受生物钟的影响。人的生活规律与生物钟同步，才能协调。规律性的生活制度有利于大脑皮质把生活当中建立起来的条件反射形成固定的动力定型，使大脑和体内各器官保持良好的功能和工作状态。冠心病患者为了病体的顺利康复，一定要做到生活有规律，每天按时睡觉，按时起床，并制定出作息时间表，养成有规律的生活习惯，使生活顺从生物钟的节拍。

（2）饮食要科学合理：饮食调养在冠心病的治疗康复中占有十分重要的地位，日常饮食要科学合理，注意饮食营养的均衡、全面，尤其要克服挑食、偏食、不按时进食等不良饮食习惯，要注意选取低热量、低胆固醇、低脂肪、低糖、高纤维素的食物，适当多吃维生素含量丰富及纤维多的新鲜蔬菜及水果，同时还宜根据自己的病情需要选用药膳进行调理。

（3）天天应有好心情：生气、暴怒、紧张等会使全身小血管收缩，血压迅速升高，心率加快、气急，心肌耗氧量增加，心脏负荷加重，这样在原有病变的基础上，会使病情突然加重，甚至诱发心绞痛、心肌梗死等。良好的兴趣和爱好可以开阔胸怀，陶冶情操，缓解身心紧张劳累，对于调节情绪和保持心理平衡大有裨益，也是冠心病患者自我调养的好办法，愿所有的冠心病患者时时都能心情舒畅，天天都有好心情。

（4）保证良好的睡眠：当一个人困倦的时候，特别是患病的时候，需要休息，而休息的主要方式就是睡眠。睡眠是一种保护性抑制，可提高机体的多种功能，是人类休养生息，精神恢复及热能储存的重要方式，保证良好的睡眠是冠心病患者日常生活中应当特别注意的事情。

（5）注意戒烟慎饮酒：吸烟是不良嗜好，对人体的危害很大，尽管饮少量低度优质红酒对身体是有益的，但酗酒是有百害而无一利的，吸烟和过度饮酒都不利于冠心病的治疗和康复，所以注意戒烟慎饮酒也是冠心病患者在日常生活中应当注意的。

（6）坚持用药不能忘：冠心病是一种难以彻底治愈的慢性病，一旦罹患，其治疗将是长期的，甚至是终身的。冠心病患者应在医生的指导下按时服药，并长期坚持，如果用药没有规律，随意停药，对冠心病的治疗和康复十分不利，容易导致心绞痛、心肌梗死甚至猝死发生。

（7）增减衣服防寒暑：冬季和早春天寒地冻，气候寒冷，易使人血管收缩，或致使原有狭窄的小动脉产生闭塞，使已闭塞的血管阻塞加重，冠心病容易加重。夏日炎炎，使人体血管扩张，出汗增多，人体丢失较多的水分，容易造成血容量减少，血液黏稠度增加，原来已经狭窄或闭塞不全的血管更易阻塞或造成缺血，所以病情也易突然加重。由此可以看出，加强冬季保暖和夏季防暑工作，顺应气候的变化，注意增减衣服等，也是冠心病患者日常生活中应当注意的。

（8）劳逸结合很重要：对于冠心病患者来说，适量的力所能及的体力劳动与体育锻炼是必要的，但劳动量与运动量要适度，一般以不感到疲倦为宜，不能过于劳累。如果过度劳动与运动，可因其烦劳、紧张而诱发心肌缺血，甚至促发心绞痛、急性心肌梗死等，冠心病患者以劳逸适度为好。

35 冠心病患者便秘要紧吗？

咨询： 我今年58岁，患习惯性便秘已多年，因近段时间时常感到胸部憋闷不适，昨天到医院就诊，经检查心电图等，确诊为冠心病，听人说冠心病最怕便秘，便秘容易诱发心绞痛甚至心肌梗死，我有点不相信，请您告诉我冠心病患者便秘要紧吗？

解答： 这里首先告诉您，冠心病患者伴发便秘确实是十分有害的。伴有便秘的冠心病患者，大便时要憋气使劲，有可能因为大便时用力努挣，心肌耗氧量急剧增加，心肌供血突然改变，致使心绞痛发作、诱发急性心肌梗死甚至猝死等，合并有高血压的冠心病患者还有诱发脑卒中的可能性。有研究显示，约有10%的冠心病患者是因大便秘结而致冠心病急性发作的，并且在冠心病患者中有20%~40%伴有慢性便秘或习惯性便秘。预防便秘是每个冠心病患者都必须予以重视的，冠心病患者应尽量保持大便通畅，排大便时避免过度用力。

为了防止便秘的发生，冠心病患者应保持良好的生活方式，养成每日定时排大便的习惯，同时要适当多吃水分多和纤维素多的食物，以保持大便通畅。如果已发生便秘，千万不要在大便时用力屏气，增加腹压，必要时应使用润肠通便的药物，如中药麻子仁丸、黄连上清丸等。对于由器质性原因引起的便秘，主要是对原有疾病进行治疗。此外，要注意不可强忍大便，大便完后不要急于站起，一切动作都应缓缓而行。便秘是中老年人常见的一种病证，冠心病也多发于中老年人，所以冠心病患者伴发便秘者较为常见，不少人因便秘而烦恼、抑郁，认为只有每天排大便1次才算正常，其实从生理功能看，老年人每2~3天大便1次也不应看作是病态，但由此产生焦虑、烦躁、心神不安，则可更进一步加重便秘，并使冠心病病情加重。

冠心病患者保持大便通畅相当重要，用于调治便秘的单方较多，下面选择几种，以供参考。①每日早晨起床后空腹吃梨2个，连续用两周以上，有润肠之功效。②每日吃红薯1~2个，有助于促进胃肠蠕动而保持大便通畅。③鲜红薯叶500克，花生油适量，加食盐适量，炒熟后当菜吃，每日吃1次以上，有利于润肠排大便。④番泻叶20~30克，水煎服，能通调大便，不过年老体弱者不宜用。⑤枳实10克，每日1剂，水煎服，能理气排大便。

36 冠心病患者为何应节制性生活？

咨询： 我今年 46 岁，3 月前确诊患有冠心病，正在服用地奥心血康、辛伐他汀、肠溶阿司匹林等治疗，听说冠心病患者必须节制性生活，自从患病以后，我是 1 次性生活也没有过，爱人很痛苦，我也很内疚，我想向您咨询一下，冠心病患者为何应节制性生活？

解答： 性功能是人体正常生理功能之一，是夫妻双方的事。性生活能给人们带来幸福，但也能给人体造成危害，特别是患病时。因此，如果夫妻一方患病，彼此的性生活就得有所限制，双方应互相谅解。为了冠心病患者能顺利康复，为了他人的身体健康，为了家庭的幸福，冠心病患者一定要节制性生活。当然，节制性生活并不是说不能过性生活，冠心病患者能不能过性生活，怎样过性生活，要视具体情况而定。

性生活是一种特殊的身心活动，其能量消耗较大，在这个过程中血压升高，心跳加快，肌肉紧张，心肌耗氧量大增，这对冠心病患者来说是极为不利的，冠心病患者是否能承受，这要从患者各方面的情况来考虑。一般来说，年龄在 50 岁以下，能上三层楼而无不适的患者可以过性生活，为了预防冠心病心绞痛发作，可在过性生活前选服硝酸甘油、速效救心丸、冠心丹参滴丸等药预防之。如果上三层楼后心率达 110 次 / 分钟以上，并有心悸气短、胸闷胸痛诸多不适，感到明显疲乏者，则不宜过性生活。在性交中或性交后，如心跳达 120 次 / 分钟以上，并有胸闷气短、心悸等症状者，也不宜过性生活。另外在急性心肌梗死康复后的 3~4 个月内，也不宜过性生活。

性生活会增加心脏负担，有诱发心绞痛、心肌梗死甚至猝死的可能，但出现这种意外情况所占的比例是很小的。事实上，人们每日的活动强度与性交时的用力强度相近，尽管性生活会增加心脏负担，但其强度并不显著高于日常活动，故性交诱发冠心病急性发作的概率并不高。

任何事情都要有个度，性生活也是如此。事实告诉我们，冠心病患者一旦放纵性生活，极易引发心绞痛、心肌梗死甚至猝死，冠心病患者应在医生的指导下自觉节制性生活，冠心病患者性生活的频度应根据病情在医生的指导下适当掌握。一般认为中年冠心病患者每 1~2 周 1 次，中年后期每月 1~2 次较为合适，但在病情出现波动尤其是心绞痛频发时，应暂停性生活。至于性生活是否适度，其原则是看同床后第二天有无疲乏感作为指标，如果性交次日感到倦怠、腰酸乏力、食欲缺乏，即认为是性生活过度，应自觉纠正，延长间隔时间或暂停性生活。

冠心病患者在性交前不要饱餐，不宜饮酒，也不要用"伟哥"等性兴奋剂，性交过程中避免过度兴奋和紧张，如果性交过程中出现胸闷、心悸、气短等，应立即停止性生活，并可视情况服用硝酸甘油、速效救心丸、冠心丹参滴丸等药。毕竟性生活涉及生理、心理等多个方面的变化，性生活的兴奋、激动、紧张和患者的忧虑、恐惧、压抑感对心脏负荷有一定的影响，特别是精神变化剧烈时，肾上腺素分泌增加，对心脏的影响较大，因此冠心病患者一定要节制性生活，以免引发突发心脏事件。

37 冠心病患者为什么不宜大笑？

咨询： 我今年43岁，是喜剧演员，幽默和逗笑是常有的事，自从半月前查出患有冠心病后，我是1次舞台也没敢登，因为听说冠心病患者不宜大笑，我担心登台演出大笑会使病情加重，现在我心里很是郁闷，麻烦您告诉我冠心病患者为什么不宜大笑？

解答： 这里首先告诉您，笑是非常有益的活动，但是大笑、狂笑则不利于身体健康，尤其是对冠心病患者，更不宜大笑。

俗话说："笑一笑，十年少。"笑是幽默的必然结果，是人们心理和生理健康的标志之一，也是自我保健的一剂良药。笑能调整人们的心理活动，能消除诸如苦闷、气恼等各种不良情绪，使人保持良好的情绪，还能增添生活的色彩，增加家庭欢乐的气氛。心理学研究表明，人的大脑皮质有个"快乐中枢"，那种令人觉得有趣或可笑的幽默，正是其最佳的刺激源之一。这个"快乐中枢"接受适宜的刺激后呈兴奋状态，能把各种美好的东西复制出来，在人的机体内发生一场"生物化学暴风雨"，激活人体功能，洗刷生理疲劳和精神倦怠，改善体内循环，提高免疫力。同时，笑能使机体的横膈膜、腹部、心脏、肺部等组织器官加强运动，达到清除呼吸系统中的异物，促进肠胃消化功能，加速血液循环，对机体产生有益的影响。

尽管笑有诸多益处，但冠心病患者切不可大笑。因为大笑可加速血液循环，使脉搏加快，呼吸次数增加，血压升高，心脏耗氧量增加，不仅使冠心病患者胸部憋闷不适等自觉症状加重，容易加重冠心病患者的病情，还可诱发心绞痛、心肌梗死。对伴有脑血管病的患者，还可突然发生脑卒中，甚至出现"猝死"。在现代各种激烈比赛的运动场上，或在激动人心的电视屏幕前，由于过度兴奋大笑不止而致命的事件时有出现。因此，笑要笑得适度，尤其是患有冠心病的中老年人，主张笑口常开，但切不可大笑。

38 冠心病患者看电视时应注意什么？

咨询： 我今年 54 岁，平时喜欢看电视娱乐休闲，可自从查出患有冠心病后，看电视反而成了负担，因为担心看电视会加重病情，诱发心绞痛、心肌梗死等，问周围的病友，都说只要适当注意，冠心病患者照样可以看电视，请问冠心病患者看电视时应注意什么？

解答： 电视是现代家庭不可缺少的娱乐休闲设施，也是人们获取知识和信息的主要来源，它能使人了解国内外大事、商品信息，学习各种知识，同时休闲类节目还可给人带来愉快的心情和生活的乐趣，使人从紧张的工作生活中得到解脱和放松。当然，事物有利都有弊，看电视也有不利的一面，有些电视节目可使人情绪激动、紧张，容易诱发诸如失眠、心悸等不适，对冠心病患者来说，看电视不当还会诱发心绞痛甚至急性心肌梗死，所以冠心病患者看电视也应有所选择，时间不宜过长。

有研究表明，一个心功能良好的人，在观看轻松愉快的电视节目时，心电图无异常表现，而在观看惊险、恐怖的镜头时，则心率加快，有大部分的人诱发心电图异常表现，原有冠心病者更易出现异常心电图。有相当一部分冠心病患者在看电视时间过长、看到惊险的镜头时，会感到胸闷心悸、气短汗出，日常生活中冠心病患者在看电视时出现心绞痛甚至心肌梗死的例子并不少见。冠心病患者看电视时应有所选择，可以看一些内容轻松、愉快的节目，不要看恐怖、惊险、悲伤的镜头，以及竞争激烈的体育比赛转播，尤其是病情尚不稳定，近期还有胸闷、心悸、胸痛等症状，心电图有心律失常、ST-T段改变者，更应注意这些，以免因精神紧张和情绪激动而加重病情，诱发心绞痛或心肌梗死等。

看电视时音量不要太大，时间不宜过长，一般不超过1~2小时，每半小时宜活动一下身体。最好和家人一起看电视，并采取欣赏和消遣的态度，不要全身心的投入，以免随着剧情的变化而引起情绪波动。

39 冠心病患者参加应酬
应该注意什么？

咨询： 我今年 42 岁，因近来时常感到胸闷不适，1 周前到医院就诊，经查心电图等，确诊为冠心病，由于工作性质的原因，应酬较多，尽管我知道应酬喝酒对我的病情不利，但有些应酬又不得不参加，请问冠心病患者参加应酬应该注意什么？

解答： 出席亲朋好友的宴会，或是招待亲友，或是宴请客户联络感情，在这种热闹的场合中，人们往往因情绪激动，吃的肥腻食物常常过多，还常吃的过饱，同时免不了要喝上几杯，甚至喝醉。对于一个冠心病患者来说，这种做法和气氛是十分不利的，确切地说应该忌讳，因为这样容易加重冠心病患者的病情，甚至诱发心绞痛、心肌梗死等。

为了尽可能避免应酬对冠心病造成的不利影响，对于不得不出席应酬宴会的情况而言，出席宴席必须注意以下几点。

（1）必须随身携带冠心病急救药盒或必要的急救药品，如速效救心丸、硝酸甘油等。

（2）不要过多参与朋友之间的高谈阔论，而应以听为主，偶尔可发表议论，尽量避免情绪激动，同时也应避开不愉快的话题或伤感的回忆。

（3）切勿被宴席上的山珍海味、丰盛菜肴所诱惑，不要忘记冠心病患者应吃八成饱，否则吃得太饱，造成心脏负担过重，很容易加重病情，诱发心绞痛甚至心肌梗死。

（4）切不可"对酒当歌"，而应不喝酒或少量饮酒，更不可饮用烈性酒，最好以果汁、软饮料代酒。

（5）宴会中如感到体力不支，或有不舒服的感觉，应该向朋友直言说明，提前退席，切不可勉强支撑。如果出现胸闷不适、头晕恶心甚至心绞痛等，应立即采取适当措施，可给予硝酸甘油、速效救心丸等，必要时及时送医院救治。

（6）宴会上气氛比较热烈，加上饮酒，会使人全身发热、出汗，这时一定要注意保暖，不要随意减少衣服，以免受凉感冒。

（7）如果参加晚宴，散席时天色较晚，一定要有人陪同回家，切不可单独行动，以免发生意外。

40 冠心病患者外出旅游应注意什么？

咨询：我今年61岁，患冠心病已多年，一直坚持综合治疗，病情控制得不错，今年退休后不用天天上班了，准备不定时外出旅游，以调剂退休后的生活，但又担心会对病情造成不良影响，心里很矛盾，我想问<u>冠心病患者外出旅游应注意什么？</u>

解答：久居都市，涉身忙碌的工作学习、烦琐的人际关系中的人们，无时不渴望远离现实环境，投身于大自然的怀抱，像您这样退休后准备不定时外出旅游，以调剂退休后的生活者，也大有人在。无论是踏青访梅、采枫拾贝，还是平江远眺、瞩目登高，都会使人精神愉悦、焕然一新，所以，越来越多的人倾心于旅游，其中不乏冠心病患者。有相当一部分冠心病患者和您一样，常会因害怕旅游时发生意外，或唯恐影响正常治疗而顾虑重重，心理充满矛盾。其实，冠心病患者照样能旅游，只要做到适当，旅游对冠心病的康复也是有益的。

外出旅游，暂时停止工作、改换环境、转移注意力，可解除疲劳，稳定情绪，这对冠心病的治疗大有好处。国外盛行"森林疗法"，因为森林远离闹市，环境优美，有助于人们保持良好的情绪，同时树木还会散发出一种芳香物质，有利于循环功能的改善，森林中还有丰富的负离子，它是一种有益于健康的物质，能促进新陈代谢，提高机体免疫力，所以常将疗养院建在流水潺潺的丛林中，借此来达到治疗调养、祛病延年的目的。当然，如果没有充足的时间和条件，经常去富含负离子的河边、草地、田野，也受益匪浅。

旅游确实能消除冠心病患者烦闷的心情，解除精神紧张，缓解疲劳，使冠心病患者保持良好的情绪，对冠心病的治疗和康复是有利的，不过旅游只限于心功能较好的患者，心功能不良者、心绞痛频发者不宜旅游，急性心肌梗死后康复期的患者3个月内也不宜长途旅游。旅游前应到医院做一次全面的身体检查，根据医生的意见确定自己能否长途旅游和活动范围，旅游也要讲究方法，旅游要做到悠闲自在，避免过度疲劳，不能为了赶时间而不顾疲劳。旅游最好选择在交通便利、安全性高、环境优美的田野，绿树成荫的郊外，风景秀丽、树木茂盛的山川，以及著名的旅游胜地，同时还应注意携带必要的药品，并不忘按时服药，若病情出现变化，应及时就医。

41 寒冷对冠心病的影响有多大?

咨询： 我父亲今年76岁，患冠心病已经多年，我观察过，每年到了冬天，他的病情就会加重，很容易出现胸闷、胸痛等症状，前些天我也查出患有冠心病，现在已经是九月份，我很担心如何才能顺利度过寒冷的冬季，请您告诉我寒冷对冠心病的影响有多大?

解答： 正如您观察的那样，在冬季气温突降、天气寒冷的日子里，尤其是秋季转入冬季、冬季转入春季的时节，冠心病患者的病情常常会加重，冠心病心绞痛和心肌梗死的发病率会明显增加。寒冷可使冠心病患者原有的症状加重甚或诱发心绞痛和心肌梗死，我国北方寒冷地区冠心病发病率明显高于南方，均说明寒冷对冠心病有一定的影响。

北京地区防治冠心病协作组与天气气候研究所协作，对24所医院4806例急性心肌梗死住院患者发病与气候的关系进行了分析，结果发现急性心肌梗死每年有两个高峰期，即头年11月~当年1月和3~4月，11~12月是秋季转入冬季，3~4月则是由冬季转入春季，二者均是季节转换时期，冷空气活动频繁，1月时值隆冬季节，寒风刺骨，气温持续最低，也常出现发病高峰。

冬季天寒地冻，低温的刺激会引起人体体表小血管的痉挛和收缩，并使动脉血管的收缩与舒张功能发生障碍，血流速度减慢，不能完成正常的循环功能。为了进行功能补偿，心脏必须加强工作以维持正常的血流速度，从而加重了心脏负担。健康人的冠状动脉系统具有强大的储备力量，冠心病患者由于冠状动脉管壁粥样硬化，弹性降低，管腔狭窄而使储备力量大大降低，当寒冷刺激使心脏负荷加重时，即可导致心肌缺血缺氧，轻则发生心绞痛，重则导致心肌梗死甚至猝死。寒冷刺激也可引起血液黏滞度明显增高，成为促发冠状动脉痉挛收缩的因素。寒冷刺激还会反射性地引起自主神经系统功能紊乱，从而进一步造成循环障碍，加重冠心病患者的病情。

冠心病患者在深秋、严冬和早春季节，要格外注意防寒保暖，寒冷天气出门时要穿保暖性能良好且轻便的服装，如果室内外温差较大而需要外出时，最好先在门口或走廊待一会，使身体有个适应过程。另外在寒冷季节冠心病患者不宜用冷水洗漱，可以避免因对周围血管的寒冷刺激而诱发心绞痛发作等。

42 心肌梗死患者如何在家进行调养康复？

咨询：我今年54岁，患冠心病已多年，3周前因急性心肌梗死住院治疗，现在病情已经好转并稳定，准备明日出院，听医生说心肌梗死患者出院后还要在家中进行调养康复，我想听听您这个大医院专家的看法，请您告诉我心肌梗死患者如何在家进行调养康复？

第三章 自我调养冠心病

解答： 急性心肌梗死属冠心病的严重类型，其死亡率较高。急性心肌梗死患者在医院度过了急性期后，如病情平稳，医生都会允许其回家进行调养康复，心肌梗死患者回家后的调养康复将是长期的。那么心肌梗死患者如何在家进行自我调养康复，才能有利于病情的逐渐好转，防止再次出现心绞痛、心肌梗死等不良事件呢？

通常认为，心肌梗死患者在家进行调养康复应做到三要三不要。三要是一要按时服药、定期复诊，二要保持大便通畅，三要坚持体育锻炼。服药治疗是治疗冠心病心肌梗死的关键措施，一定要坚持按时服药；定期复诊是掌握病情变化、及时调整用药的可靠保证，所以切记要定期复诊；保持大便通畅有助于防止心绞痛、心肌梗死再发，故宜通过饮食调理等手段保持大便通畅而不秘结；体育锻炼是康复治疗的一项重要内容，宜坚持不懈地进行。

三不要是一不要情绪激动，二不要过度劳累，三不要吸烟饮酒和吃得过饱。在日常生活中，因情绪一时激动促发心绞痛、心肌梗死的例子时常可以见到，情绪不佳、过于激动是冠心病心肌梗死康复的大敌，所以要注意保持心情舒畅，避免情绪激动；劳累不仅增加心肌耗氧量，还使人的抗病能力下降，冠心病心肌梗死患者过度劳累，容易诱发心绞痛和再次心肌梗死，对冠心病心肌梗死患者有百害而无一利，所以在工作和锻炼中不宜过度劳累；吸烟饮酒不利于冠心病心肌梗死的治疗和康复，吃得过饱容易诱发心绞痛和心肌梗死，所以心肌梗死患者在家进行康复治疗还应注意不要吸烟饮酒和吃得过饱。

在上述三要三不要原则中，坚持合理适当的体育锻炼是康复治疗的主要措施。心肌梗死后3~6个月，心肌坏死早已愈合，疾病进入复原期，此时促进体力恢复，增加心肌侧支循环，改善心肌功能，减少复发及危险因素，是康复治疗的目的所在。因此，应特别注意运动锻炼，运动锻炼应在医生的指导下根据个人情况选择适宜的运动方式和方法，要掌握好运动程度及运动量，同时运动锻炼宜循序渐进。

43 如何预防再次心肌梗死？

咨询： 我患冠心病已多年，1 月前因急性心肌梗死在医院住院治疗，医生说幸亏抢救治疗的及时，否则就没命了，昨天出院时医生特别交代以后一定要注意，因为冠心病患者发生急性心肌梗死后很容易再次出现心肌梗死，麻烦您告诉我如何预防再次心肌梗死？

解答： 冠心病急性心肌梗死是一种严重的心脏疾患，冠心病首次急性心肌梗死急性期的病死率为 15% 左右，而再次心肌梗死的病死率高达 35% 以上。冠心病患者发生急性心肌梗死后，随时都有出现再次梗死的可能性，因此如何预防再次心肌梗死就摆在了我们的面前，是应当特别重视的问题。预防再次心肌梗死的发生，需要采取综合性的措施，患者本人的努力是很重要的，通常应从以下几个方面注意。

（1）积极治疗高血压、糖尿病、高脂血症、肥胖症等基础疾病，消除这些易于促发冠心病的危险因素，减轻心脏负担，尽可能阻止冠状动脉粥样硬化进一步加重。

（2）合理安排饮食，以低脂肪、低胆固醇饮食为主，适当多吃蔬菜、水果及豆制品，控制能量的摄入量，戒除吸烟饮酒，特别是不可暴饮暴食，以免增加心脏负担。

（3）树立坚强的信心，保持健康的心态和良好的情绪，相信自己一定能够战胜疾病。合理安排工作生活，消除诸如用力过猛、劳累过度等诱发急性心肌梗死的因素。

（4）认真听从医嘱，根据病情需要坚持应用有科学依据、有预防治疗作用的中西药物，如卡托普利、美托洛尔、硝酸甘油、阿司匹林、他汀类药物以及各种中药。

（5）运动锻炼有利于冠状动脉侧支循环的建立，要根据病情需要合理安排心肌梗死后的运动锻炼，运动锻炼要严格掌握其运动量，绝对避免过度劳累及剧烈运动。

（6）定期到医院复查，随时掌握患者病情的变化，在医生指导下根据心脏情况及全身状况随时调整治疗方案及体力活动强度，使药物治疗和生活起居更具针对性。

（7）有的冠心病患者发生再次心肌梗死时症状可能很不典型，心绞痛可能很轻或没有，心电图改变也可能不明显。怀疑有再次心肌梗死可能时，应及时进行监护。

44 冠心病患者怎样才能平安度过冬天?

咨询: 我今年63岁,患冠心病已多年,我知道每年寒冷的冬季都是冠心病发病的高峰时期,很多病友一到冬天都不太肯出门,所以我也特别害怕过冬,担心病情会加重,总是不知道应该如何是好,麻烦您告诉我冠心病患者怎样才能平安度过冬天?

解答: 气候变化可诱发冠心病心绞痛和急性心肌梗死,正像您说的那样,每年寒冷的冬季都是冠心病的发病高峰期,为什么会出现这种情况呢?

我们知道,心肌的血液供应来自冠状动脉,冠心病患者由于冠状动脉粥样硬化,管腔狭窄,供应心肌的血液量本来就有所减少,而变化多端的气候可导致心脏血管发生痉挛,进一步影响心脏本身的血液供应。同时,冬季气候寒冷,人体交感神经系统的活动加强,血液中儿茶酚胺类物质(主要是具有收缩血管作用的激素)的水平升高,也容易使小动脉发生痉挛,冠状动脉的痉挛会使冠心病患者本已狭窄的冠状动脉口径进一步缩小,外周动脉的痉挛使血压升高,心肌负荷加重,耗氧量增加,以上因素的作用致使心肌血液和氧气的供需矛盾加剧,所以诱发心绞痛、急性心肌梗死在所难免。

寒冷的冬季是冠心病的发病高峰期,冬季的到来对许多冠心病患者将是一个考验，那么冠心病患者怎样才能平安度过冬天呢？冠心病患者要平安度过冬天，需注意以下几点。

（1）按时服药：冠心病患者的药物治疗通常是长期的、不间断的，在寒冷的冬季尤应注意按时服药，并注意备好保健药盒、速效救心丸、复方丹参滴丸等急救药及氧气等。

（2）防寒保暖：冠心病患者比一般人更需注意防寒保暖，冬季服装要周密安排，选择柔软、轻便、保暖性能好的冬衣，要顺应气候的变化，根据天气的变化及时增减衣服。

（3）合理饮食：合理饮食对冠心病患者来说十分重要，冬季人们有食用羊肉等滋补品的习惯，不过应注意适量，宜限制肥腻之品的摄入，适当多吃水果、蔬菜，多喝牛奶。

（4）坚持锻炼：坚持参加力所能及的体育锻炼，如户外散步、打太极拳、练习健身球等，对冠心病的治疗康复大有帮助，但遇骤冷、大风等天气变化时，要留在室内活动。

（5）注意起居：居室内要安静，通风良好，空气新鲜，保持适宜温度与湿度，每天按时睡觉，按时起床，养成有节奏、有规律的生活习惯，避免疲劳、紧张、情绪激动等。

45 冠心病患者怎样才能平安度过夏天？

咨询：我今年 58 岁，体型肥胖，患冠心病已经 10 多年，每年到了夏季我都很紧张，因为我特别怕热，担心吃不好，睡不好，害怕胸闷不适会经常发作，忧虑会出现心绞痛甚至心肌梗死，眼看夏天又快要到了，请您给我讲一讲冠心病患者怎样才能平安度过夏天？

解答：我们常用"严寒"与"酷暑"来形容冬夏二季气候变化对人体的影响，"严寒"对冠心病患者是不利的，同样"酷暑"对冠心病患者而言也是一个严峻的考验。夏日炎炎，出汗增多，人体水分丢失较多，血液黏稠度增加，此时若再遇情绪波动、突然用力，以及贪凉多吹电扇、空调，多喝冷饮等，容易影响冠状动脉的血液供应，诱发心绞痛和急性心肌梗死等。冠心病急性事件的后果是极其严重的，相对来说其预防却是简便有效的，冠心病患者要平安度过夏天，应注意以下几点。

（1）膳食是基础，平衡最重要：冠心病患者的饮食问题是患者及其家属普遍关心的问题，调配好冠心病患者的一日三餐，不仅可保证营养，对促进病情顺利康复、防止病情反复有重要意义，也是冠心病患者平安度过夏天的重要一环。不良的饮食习惯必须纠正，一定要做到合理饮食，科学进餐。冠心病患者的饮食要注意种类齐全、荤素搭配、粗细搭配、比例适当、结构合理，同时宜做到低热量、低胆固醇、低脂肪、低糖、高纤维素。

（2）及时补水分，绿茶为首选：在炎热的夏季，人体的水分大量会随着汗液排出体外，致使机体缺乏水分，血液浓缩，及时补充水分可稀释血液，防止血液凝聚，减少心绞痛和心肌梗死发生的可能性。由于平时每个人出汗多少不同，每日所需水分也各不一样，较好的方法是以每日排尿1500毫升为准，只要达到这个水平，就表示人体内水分足够。绿茶有良好的防癌、防动脉粥样硬化效果，对冠心病的治疗和康复也十分有利，乃色、香、味俱佳的上乘饮料，所以及时补水分绿茶为首选。

（3）午睡半小时，日常应重视：午睡是良好的休息习惯，不但对恢复体力大有帮助，对调养疾病也十分有益，冠心病患者在日常生活中应重视午休，每日午间尽可能休息半小时左右。有调查研究表明，每日午睡半小时比不睡者冠心病的病死率少30%，其原因与午睡时血压下降、心率减慢，使白天的血压高峰出现一段低谷有关。

（4）勿豪饮冰水，防心肌梗死：有人通过研究发现，只要饮用三杯以上冰水，心电图几乎都有变化，因短时间内饮用大量冰凉饮料而诱发心绞痛、心肌梗死者，在临床中屡见不鲜，所以不可不谨慎。为了防止心绞痛和心肌梗死，勿豪饮冰水。

（5）三个半分钟，有助保平安：冠心病患者起床时，应先在床上躺半分钟，再坐半分钟，然后双腿下垂待半分钟，之后再站起来，这样能有效防止许多致命性意外事故发生。

（6）情绪应稳定，淡泊且宁静：情绪激动是最常见、最重要的冠心病心绞痛、心肌梗死的促发因素，保持情绪稳定，做到淡泊宁静，是冠心病患者最重要的自我调养手段之一。